L'EUCALYPTUS

ET SES

APPLICATIONS INDUSTRIELLES

PAR

M. FÉLIX MARTIN,
INGÉNIEUR DES PONTS ET CHAUSSÉES.

PARIS
DUNOD, ÉDITEUR,
LIBRAIRE DES CORPS DES PONTS ET CHAUSSÉES, DES MINES
ET DES TÉLÉGRAPHES,
Quai des Augustins, 49.

1877

L'EUCALYPTUS

ET SES

APPLICATIONS INDUSTRIELLES

Paris. — Imprimerie Arnous de Rivière, rue Racine, 26

L'EUCALYPTUS

ET SES

APPLICATIONS INDUSTRIELLES

PAR

M. Félix MARTIN,
INGÉNIEUR DES PONTS ET CHAUSSÉES.

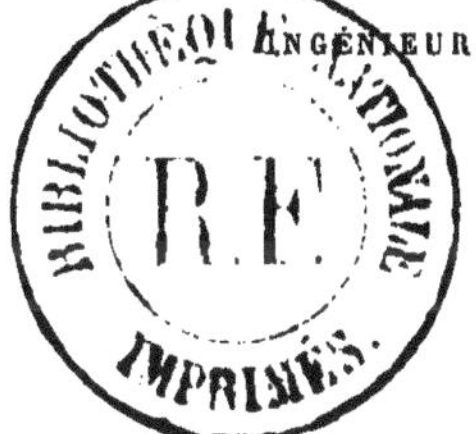

PARIS

DUNOD, ÉDITEUR,

LIBRAIRE, DES CORPS DES PONTS ET CHAUSSÉES, DES MINES
ET DES TÉLÉGRAPHES,

Quai des Augustins, 49.

—

1877

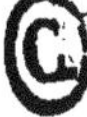

A M. Paulin TALABOT,

DIRECTEUR GÉNÉRAL DE LA COMPAGNIE DES CHEMINS DE FER DE PARIS A LYON ET A LA MÉDITERRANÉE.

*Vous avez bien voulu m'autoriser à vous dédier mon travail sur l'***Eucalyptus** *et à placer ainsi ce petit livre sous le patronage d'un grand nom. Pour ceux qui ont pu admirer les merveilleuses cultures du* **Roucas blanc**, *ce patronage sera une preuve nouvelle de l'intérêt que vous ont toujours inspiré l'étude et la vulgarisation des sciences naturelles. Permettez-moi d'y voir aussi un nouveau témoignage de bienveillance personnelle et de vous en exprimer ma profonde et respectueuse gratitude.*

Félix MARTIN.

L'EUCALYPTUS

ET SES

APPLICATIONS INDUSTRIELLES

La culture de l'Eucalyptus a pris dans ces derniers temps une assez grande extension; mais quoique l'Algérie nous ait déjà montré, par des essais tentés sur une vaste échelle et couronnés du succès le plus complet, quels avantages précieux pourra procurer la généralisation de cette culture, nous ne paraissons pas avoir jusqu'à présent, en France, tiré grand profit de cet exemple. L'Eucalyptus n'est guère encore considéré chez nous que comme un arbre de luxe ou d'ornement; quoique plusieurs publications aient appelé l'attention des agronomes et des sylviculteurs sur les qualités de ce végétal et sur le produit élevé qu'une exploitation rationnelle permettrait d'en retirer, je ne sache pas qu'on ait songé à mettre sérieusement à profit en France les remarquables et précieuses propriétés d'un arbre que les Anglais, gens pratiques, ont surnommé « *le diamant des forêts* ». L'importation de l'Eucalyptus sur notre littoral méditerranéen remonte déjà à plus de quinze ans, et nous en sommes encore, en ce qui le concerne, à la période d'expérimentation; il est temps d'entrer dans la période d'application, car l'Eucalyptus a fait aujourd'hui ses preuves, dans une zone, il est vrai, encore restreinte, mais dont il dépend de nous d'étendre considérablement les limites.

Dans le but de développer en Provence la naturalisation de cette essence précieuse, j'ai fait depuis dix ans un assez grand nombre de plantations d'Eucalyptus : j'ai pu ainsi recueillir quelques observations qui permettent de préciser divers points de l'histoire de l'acclimatation de l'Eucalyptus en France. Il m'a semblé qu'il ne serait pas sans intérêt de réunir ces faits dans le même cadre ; joints aux données les plus récentes que j'ai pu recueillir sur cet objet, ils offrent au naturaliste un ensemble d'études intéressantes, et à l'ingénieur un sujet d'utiles applications.

Jusqu'à ces dernières années on s'était borné à propager dans notre pays l'*Eucalyptus globulus*, la première espèce introduite en Europe, et qui ne présente pas toute la rusticité désirable. Aussi, étendant ce défaut au genre, a-t-on cru longtemps que la culture de l'Eucalyptus serait toujours spécialisée à l'Algérie, à la Corse et à la partie du littoral de la France qui correspond à peu près à la région de l'oranger. Dans ces conditions, la culture de l'Eucalyptus ne présentait pour nous qu'un intérêt assez restreint. Mais il faut tenir compte des ressources qu'offre l'acclimatation, aussi bien que de la possibilité d'introduire des espèces moins sensibles à l'action du froid.

On a non-seulement contesté la convenance du terme *acclimatation* appliqué aux plantes, mais on a nié la possibilité de faire varier dans une mesure quelconque les qualités d'une espèce de façon à l'adapter à un climat différent de celui du pays dont il est originaire. On ne peut, il est vrai, modifier la nature intime d'un végétal fixé au sol et passivement exposé aux intempéries, comme on le fait pour les animaux au moyen d'une sélection rationnelle, d'un triage opéré parmi les individus les plus robustes dont les qualités exceptionnelles de résistance peuvent se transmettre et se fixer dans l'espèce par la loi de l'hérédité. Mais l'expérience démontre que l'action constante d'une température moins élevée, ralentissant, sans doute, le mouvement ascensionnel de la séve et retardant la végétation aux époques critiques, rend les tissus plus aptes à supporter le froid. Il semble donc rationnel d'admettre que les plantes peuvent être, sinon *acclimatées* dans le sens le plus étendu du mot, au moins *naturalisées;* que cette naturalisation s'effectue progressivement, par voie de sélection, grâce à la création de variétés locales issues de semis successifs. J'ai obtenu, à l'aide de graines récoltées sur des *Eucalyptus globulus* de provenance africaine, plantés à Menton et à Nice, des sujets qui ont résisté, à Marseille, à des froids de — 6° : ces derniers étaient déjà plus rustiques que les plants de même espèce importés directement d'Australie, et qui au début supportaient à peine — 4°. L'Eucalyptus a rapidement conquis chez nous ses lettres de naturalisation : tandis que certains végétaux, depuis longtemps naturalisés en France, ne se reproduisent que par boutures ou drageons (*), il fructifie et se propage par graines : or le sceau de la naturalisation comporte précisément la multiplication spontanée par semis successifs (**) et il n'est pas douteux que, en raison de la facilité avec laquelle sa graine arrive à maturité, de la facilité non moins grande avec laquelle elle germe et produit des plants adultes, l'Eucalyptus arrive à s'acclimater, ou, si l'on veut, à se naturaliser dans le sens le plus absolu du mot.

En second lieu nous rappellerons que le genre Eucalyptus comprend plus de 160 espèces, dont les deux tiers environ ont été l'objet d'essais de culture en Algérie ou en Provence. Nous venons d'obtenir ainsi de nouvelles espèces

---

(*) Tel est l'ailante ou faux vernis du Japon. Le figuier de Barbarie et l'agave, ces plantes qui paraissent si caractéristiques de la flore algérienne, et qui sont cependant d'importation américaine, ne se reproduisent aussi en Afrique que par drageons.

(**) A. de Candolle : *Constitution, dans le règne végétal, de groupes physiologiques applicables à la géographie botanique ancienne et moderne.* Paris, 1874.

beaucoup plus résistantes, dont quelques-unes supportent sans périr des froids de —10° et même de —12°. Ces résultats, qui ne peuvent qu'être confirmés par des essais de sélection opérés comme je viens de l'indiquer, augmentent l'importance que peut acquérir la culture des Eucalyptus dans notre pays.

Les nombreuses qualités de ces arbres, dont la plus saillante est leur extrême rapidité de croissance, les rendent tout à fait aptes aux plantations des routes et des chemins de fer. Cette application sera un des moyens les plus rapides et les plus sûrs de vulgarisation ; nos camarades pourront ainsi contribuer dans une large proportion à propager la culture d'une essence dont l'introduction en France sera certainement la conquête la plus précieuse de l'acclimatation pendant le XIXe siècle.

Un grand ministre disait il y a deux cents ans : « La France périra faute de bois. » — Il est incontestable que notre consommation est hors de proportion avec la lente production de nos forêts. L'exploitation des chemins de fer, dont l'entretien seul absorbe actuellement plus de 4 millions de traverses par an, a apporté depuis vingt-cinq ans un nouveau contingent à cette consommation croissante. L'échéance que prévoyait Colbert a pu être reculée grâce aux facilités de transport que les esprits les plus hardis ne pouvaient pressentir au XVIIe siècle : nous importons de grandes quantités de bois du nord de l'Europe, de l'Italie (*), du Canada, dont les forêts commencent à s'appauvrir. Aussi, malgré la substitution du fer au bois dans un grand nombre d'applications industrielles, arrivera-t-on au moment où la France traversera, faute de bois de construction, une crise

---

(*) A Marseille, sur 180.000 traverses que consomme annuellement la compagnie du chemin de fer de Paris-Lyon-Méditerranée, 60 p. 100 sont de provenance italienne. La Provence n'en fournit que 75.000.

redoutable. La généralisation de la culture d'un arbre à croissance infiniment plus rapide que nos essences indigènes, et qui fournit cependant un bois d'une dureté presque comparable à celle du chêne, offre donc, au point de vue économique, un très-grand intérêt.

Cette étude est consacrée à l'examen des applications industrielles de l'Eucalyptus, et plus particulièrement de celles qui se rapportent à l'art de la construction. Avant d'aborder ce sujet spécial, il m'a paru nécessaire de donner quelques indications générales sur l'origine, les propriétés les plus remarquables, la culture de l'Eucalyptus, et plus spécialement du *globulus*, l'espèce la mieux connue jusqu'à présent. Un dernier chapitre sera consacré à la description des variétés d'importation récente qu'il me paraît possible d'acclimater, sinon dans le nord, au moins dans la région australe et tempérée de la France.

I.

DES PRINCIPALES PROPRIÉTÉS DU GENRE EUCALYPTUS, ET PARTICULIÈREMENT DE L'EUCALYPTUS GLOBULUS.

C'est le 6 mai 1792 que les premiers plans d'Eucalyptus furent observés par des navigateurs français. Le botaniste Labillardière, accompagnant l'amiral d'Entrecasteaux dans son voyage à la recherche de La Pérouse, reconnut un groupe d'Eucalyptus gigantesques sur la terre de Van Diemen. Il fut émerveillé de leur forme et de leurs dimensions colossales, et comprit le parti qu'on pourrait en tirer : « Cet arbre, dit-il, un des plus élevés de la nature, puisqu'il y en a d'un demi-hectomètre, ne porte des fleurs que vers son extrémité. Le tronc est propre aux constructions navales et pourrait servir à la mâture, quoiqu'il ne soit ni aussi léger ni aussi élastique que le pin. Peut-être serait-il avantageux d'en faire des mâts de plusieurs pièces, et même de creuser ces gros troncs dans toute leur longueur, pour leur donner plus de légèreté, en les fortifiant par des cercles en fer..... L'écorce, les feuilles et les fruits sont des aromates qui pourraient être employés dans les usages économiques à défaut de ceux que les Moluques nous ont longtemps fournis exclusivement (*). » Le botaniste donna à cet arbre géant le nom de *globulus* en raison de la forme des capsules qui portent la graine ; il se contenta de l'observer, mais n'eut pas l'idée de l'importer en France au retour de sa longue et périlleuse expédition.

Ce n'est que soixante-huit ans plus tard qu'on fit chez nous les premiers essais d'acclimatation. Un Français, M. Ramel, se trouvant en 1854 en Australie, y recueillit des graines d'*Eucalyptus globulus* qui furent semées au printemps de 1860 dans les serres de la ville de Paris : à la fin de l'année, ces semis avaient atteint une hauteur de 4 mètres. En très-peu de temps la culture de l'Eucalyptus se généralisa : M. Thuret fit les premiers semis en pleine terre, à Antibes, dans cette même année : ils ont produit des arbres qui ont aujourd'hui 30 à 35 mètres de hauteur. En 1861, on introduisit ces graines en Algérie, au Hamma (jardin d'acclimatation). Grâce au zèle de M. Ramel, secondé par M. Cordier, et plus tard par un autre colon, M. Trottier, tous deux passionnés pour la propagation de l'Eucalyptus, cet arbre s'est répandu dans toute la colonie avec une extrême rapidité. C'est aujourd'hui par millions que s'y comptent les plants de *globulus*, et les autres espèces commencent à s'y propager. En France, ainsi que je le disais au début de cette notice, nous sommes beaucoup moins avancés. Cependant il serait injuste de nier les progrès sérieux faits dans ces derniers temps : « Aujourd'hui la région entière de Cannes à Monaco montre aux voyageurs, entre le feuillage pâle des oliviers à troncs séculaires et les vastes parasols des pins d'Italie, les rameaux dressés des Eucalyptus avec leurs feuilles en faux, frémissant au plus léger souffle et supportant les coups violents et répétés du vent de l'Est, l'analogue du mistral,

(*) La Billardière : *Histoire des plantes de la Nouvelle-Hollande et de la Nouvelle-Calédonie.* Paris, 1804, 1er volume.

c'est-à-dire le tyran de ces parages (*). » J'ajouterai que cette description pittoresque s'applique parfaitement à la partie occidentale du littoral; que l'Eucalyptus brave le mistral comme il a bravé même le sirocco, et que nous verrons sans doute un jour sa verdure bleuâtre paraître entre les saules et les mûriers de la vallée du Rhône.

L'Eucalyptus appartient à la famille des Myrtacées. Il a, comme tous ses congénères, des feuilles persistantes et odorantes. Ces feuilles sont douées d'une remarquable propriété d'absorption : une branche d'Eucalyptus fraîchement coupée, pesant 800 grammes, plongée dans un vase contenant 48 litres d'eau, pesait le soir 825 grammes et avait absorbé, en dix heures, 2k,392 d'eau, défalcation faite de l'eau perdue par l'évaporation normale du vase.

Je ne puis mieux faire, pour donner une idée générale des caractères et des principales propriétés de l'*Eucalyptus globulus*, que de reproduire la description qui en a été faite par M. le docteur Ferdinand Mueller, directeur du jardin d'acclimatation de Melbourne, dans l'Australie méridionale. C'est à ce savant que nous devons les indications les plus complètes sur les diverses espèces du genre Eucalyptus.

« Cet arbre croît dans les vallées et sur les versants humides des montagnes boisées, depuis le golfe d'Apollo-Bay jusqu'au delà du cap Wilson, et s'étend çà et là en petits massifs jusque vers les montagnes de Buffalo-Range. D'après Labillardière, il s'élève à des altitudes plus froides dans les parties australes de la Tasmanie (île de Flinders). Dans nos contrées, il paraît fonctionner surtout dans les terres favorables au développement du chêne-liége, dans les dunes, les terrains granitiques, schisteux, silico-calcaires.

« D'une rapidité de croissance remarquable, l'*Eucalyptus*

(*) J. L. Planchon : *l'Eucalyptus globulus au point de vue botanique, économique et médical.* — *Revue des Deux-Mondes*. Janvier 1875.

globulus est connu maintenant dans le monde entier sous le nom de *blue gum tree* (*) ; il est digne d'être compté parmi les colosses du règne végétal, car il atteint fréquemment 60 à 70 mètres, et plus rarement 100 mètres de hauteur. On le rencontre sur les collines pierreuses souvent exposées aux fureurs des tempêtes. Il forme aussi des arbrisseaux touffus, portant des fleurs et des fruits. Le tronc, dont les lames corticales extérieures (comme chez le platane) sont souvent détachées, est lisse, cendré, quelquefois entouré à la base d'ancienne écorce fibreuse. Son bois est lourd, dur, très-utile. Les feuilles sont plus ou moins étalées, longues quelquefois de 0m,10 à 0m,20, dépassant rarement 0m,30, obliques à la base, presque aiguës ou légèrement obtuses, larges de 0m,03 à 0m,06 ; plus ordinairement imperforées que pourvues de points transparents. Les anthères, d'environ 0m,001 de longueur, sont versatiles, munies d'une forte glande. Le style est peu épais, filiforme ; le stigmate convexe, un peu plus épais que le style. Les fruits sont souvent larges de 0m,03, quelquefois très-petits. Les graines fertiles sont ovales ou arrondies, noires, opaques, et présentent 0m,003 dans leur plus grande dimension (**). »

J'ai dit que la propriété la plus remarquable de l'Eucalyptus était son extrême rapidité de croissance. Elle ne paraît pas s'être modifiée ou amoindrie lorsqu'on l'a transportée sous un climat très-différent de celui de la Tasmanie. Au jardin de Hamma, près Alger, M. Hardi a vu des plants de cette essence croître de 6 mètres par saison. En Algérie comme en Provence, il existe déjà des sujets de 35 mètres de hauteur, et rien ne peut faire supposer qu'ils n'atteindront pas la taille de 100 mètres qu'on a observée dans

---

(*) Ou gommier bleu de Tasmanie.

(**) F. von Mueller : *Fragmenta phitographiæ Australiæ*. Melbourne, 1868-1875, t. XII.

certains cas en Australie. Lorsqu'ils arrivent à cette hauteur, les grosses branches ne se montrent pas au-dessous de 30 mètres, et chez certains d'entre eux la tige droite et filée ne se ramifie qu'au-dessus de 60 mètres. Cette qualité prédominante a naturellement frappé l'esprit de tous ceux qui ont vu l'Eucalyptus acquérir en peu d'années des dimensions que nos arbres indigènes atteignent à peine dans la vie d'un homme. Il n'est pas surprenant que quelques exagérations se soient glissées dans l'appréciation de cette rapidité de développement. Il est intéressant d'être bien fixé sur ce point : nous avons aujourd'hui assez d'éléments pour la déterminer d'une façon très-précise.

J'ai résumé dans le tableau ci-après les données que j'ai pu recueillir sur des plantations d'*Eucalyptus globulus* faites en Provence depuis douze ans, dans des conditions assez variées de terrain, d'exposition et de culture.

LIEUX de plantation.	NATURE des terrains	DATE de la plantation (1).	AGE des plants au moment des observations (2).		HAUTEUR		CIRCONFÉRENCE à 1 mètre du sol.		OBSERVATIONS.
					totale.	Accroissement moyen par jour.	totale.	Accroissement moyen par jour.	
a	*b*	*c*	*d*		*e*	*f*	*g*	*h*	
			ans.	mois.	mèt.	millim	mèt.	millim	
Gare de Nice (3).....	Remblais formés d'alluvions calcaires.	Fin mars 1865.	12	10	19,50	4,2	1,42	0,30	
Gare de Nice......	Terrain calcaire.	Décemb. 1866.	11	2	14,00	3,4	1,20	0,21	
Sur la ligne de Marseille à Vintimille, près de Vence-Cagnes..........	Calcaire siliceux maigre.	Janvier 1870.	8	0	9,50	3,1	0,50	0,17	
Passage à niveau du Var...........	Alluvions de gravier du Var.	17 avril 1870.	7	9	11,00	3,9	0,63	0,22	
Passage à niveau de La Roya, près Vintimille.	Gravier calcaire de La Roya.	Avril 1873.	4	10	8,50	4,8	0,37	0,21	
Gare de Saint-Raphaël.	Sable siliceux.	Mars 1874.	3	11	9,90	4,9	0,90	0,21	
Talus de la voie à Fréjus.........	Remblai siliceux.	Idem.	3	11	7,00	4,8	0,33	0,23	
Jardin particulier à St-Raphaël (4)......	Terrain siliceux bien défoncé et fumé.	Mai 1875.	2	6	8,20	8,2	0,48	0,48	

(1) Les plants avaient généralement 0m,40 à 0m,50 de hauteur au moment de la plantation, ce qui correspond à peu près à un âge de 10 mois à dater de l'époque des semis.

(2) On a ajouté à l'âge de la plantation cette quantité constante de 10 mois.

(3) Ces arbres ont été écimés trois fois : en 1867, 1873 et 1875. Ils auraient atteint sans cela une hauteur d'environ 30 mètres.

(4) Cette observation n'a été rapportée qu'à titre de comparaison et pour permettre d'apprécier l'influence de la culture sur le développement de l'Eucalyptus.

En laissant de côté les résultats de la dernière observation, supérieurs à la moyenne, que je n'ai fait figurer dans ce tableau que pour donner une idée du maximum de croissance de l'*Eucalyptus globulus* sous nos climats, et en faisant la moyenne des chiffres contenus dans les colonnes *f* et *h*, nous arrivons à cette conclusion : que cette espèce d'Eucalyptus, sur le littoral méditerranéen, croît en hauteur de $4^{mm},1$ par jour et que son développement moyen est représenté par un accroissement journalier de circonférence de $0^{mm},22$.

En comparant ces résultats avec ceux qu'a obtenus un des hommes les plus compétents en matière forestière qui se soient occupés de la culture de l'Eucalyptus en Algérie (*), et dont les observations ont porté sur de nombreux semis ou plantations faits depuis 1865 sur environ 60 hectares à Baïhnen-Bouzaréah (à 11 kilomètres ouest d'Alger) et à Saint-Ferdinand (à 28 kilomètres sud-ouest de cette ville), on arrive à cette autre conclusion : que la croissance de l'*Eucalyptus globulus*, en hauteur et en circonférence, est sensiblement la même sous la latitude de la Provence que sous celle de l'Algérie.

Comme complément des observations qui viennent d'être citées, il serait fort utile d'avoir des indications précises sur les croissances comparatives de l'*Eucalyptus globulus* et des diverses autres espèces. Mais ces dernières sont encore d'importation trop récente pour qu'il soit possible d'avoir des données suffisamment exactes à leur égard : les seules observations que nous ayons encore sont fournies par M. Cordier, un des principaux propagateurs des plantations d'Eucalyptus en Algérie (**). Elles semblent démontrer que

(*) E. Lambert, inspecteur des forêts en Algérie : *Eucalyptus, culture, exploitation et produit; son rôle en Algérie*. Paris, 1874.

(**) *Bulletin de la société d'acclimatation* des mois de novembre 1873, mai 1874 et juillet 1876.

les variétés les plus rustiques d'Eucalyptus, dont la culture pourra être substituée à celle du *globulus* dans les régions plus froides que la Provence, ont une rapidité de croissance qui est environ des cinq sixièmes de celle de ce dernier.

Cette rapidité de croissance paraît peu compatible avec la réputation de dureté dont jouit son bois. Cette dureté paraît s'accroître sensiblement à l'air. On a cherché à expliquer cette particularité en remarquant que certaines gommes-résines qu'il renferme se coagulent et en assurent mieux la conservation. Ces matières résineuses sont contenues dans des cellules spéciales réparties dans toute la masse ligneuse. Très-abondantes chez quelques espèces, elles donnent alors au bois une dureté supérieure même à celle du bois de tek (*). Il convient à ce propos de rectifier une erreur trop répandue : L'Eucalyptus produit un bois fort dense et très-dur, c'est vrai; mais ces propriétés n'existent que chez l'arbre adulte, c'est-à-dire ayant acquis un développement suffisant pour que les couches concentriques centrales aient perdu leur porosité par la pression qu'exerce sur elles le développement des couches extrêmes. J'évalue à quinze ans au moins l'âge auquel il doit arriver pour qu'il en soit ainsi. Or nous n'avons en France et en Algérie que fort peu de plants ayant atteint cette croissance *minima.* Aussi les expériences faites sur le bois provenant de sujets acclimatés, d'un âge moindre, ont donné lieu à d'assez nombreux mécomptes. L'Eucalyptus fournit en Australie d'excellents bois de construction, de pilotis, des mâts de navires, des traverses de chemins de fer ; mais on peut y choisir dans des forêts plus que centenaires des bois dont l'âge a accru la densité; nous devons nous hâter de propager les plantations d'Eucalyptus en France si nous

---

(*) *L'Eucalyptus, son introduction, sa culture, sa propriété, ses usages;* par M. Raveret-Wattel, secrétaire de la société d'acclimatation. Paris, 1875.

voulons y trouver, avant la fin de ce siècle, un remède à l'appauvrissement continu de nos forêts.

On a constaté que l'Eucalyptus ne s'accommodait du voisinage d'aucune essence d'arbres. Des semis et des plantations faits sous bois et dans des taillis donnent des plants rabougris végétant misérablement. Cette insociabilité est telle, que le blé fait visiblement souffrir de jeunes plantations. M. Cordier a observé qu'en remplaçant par des Eucalyptus les sujets manquant dans une plantation de pins, cyprès et autres conifères, espacés à 2 mètres et atteignant 2 à 3 mètres de hauteur, ces Eucalyptus se maintenaient, mais avec un développement inférieur à la normale. M. Lambert a fait remarquer à ce sujet que les racines d'Eucalyptus cherchant la terre meuble à la surface, y rencontraient en plus ou moins grande abondance les racines d'arbrisseaux ou de plantes annuelles, tandis qu'elles étaient moins affamées par les racines plus rares et plus pivotantes d'une plantation d'arbres résineux.

Autre fait digne de remarque : il ne se produit pas de sous-bois dans les massifs d'Eucalyptus. Aussi les forêts de ces essences en Australie ont-elles été nommées *open forests* (forêts ouvertes) par les Anglais. Ce ne peut être l'ombre légère que fournit le feuillage de l'Eucalyptus qui donne lieu à ce phénomène ; il est plus rationnel d'admettre que c'est le mode de végétation de ces racines qui en est cause. Quoi qu'il en soit, cette faculté est précieuse, car les plantes herbacées pouvant seules se développer sous les massifs d'Eucalyptus, on obtiendra des pâturages forestiers à l'abri des chances d'incendie qu'augmente dans une si grande mesure la végétation des broussailles.

On a cru longtemps que l'Eucalyptus exigeait des terrains siliceux et refusait absolument les sols calcaires. On l'a comparé au chêne-liége, dont la répulsion pour ces derniers est telle, que les massifs composés de cette essence s'arrêtent devant les formations calcaires de façon à en dessiner nettement les confins. Cette assimilation n'est nullement exacte : les Eucalyptus prospèrent aussi bien dans les sols calcaires que dans les sols siliceux ; le tableau que j'ai donné à la page 17 montre que les sujets plantés sur la ligne du chemin de fer entre Cannes et Vintimille dans les terrains du muschelkalk ont poussé aussi rapidement que ceux qui ont été placés entre Fréjus et Cannes, dans la traversée du massif des roches primitives de l'Estérel. La seule condition qu'on doive chercher à réaliser pour obtenir une reprise assurée et une croissance rapide, c'est de fournir à l'arbre un sol divisé et perméable. Les plantations dans le sable donnent de très-beaux résultats, et l'on pourra sans nul doute tirer un excellent parti de cette propriété de l'Eucalyptus pour la fixation et la mise en valeur des lais de mer de la Méditerranée et des dunes de l'Océan.

Quel est le mode de plantation qui convient le mieux à l'Eucalyptus? Sur ce point les opinions sont partagées. Les uns, partant de ce principe : qu'en élevant les plants d'une façon plus rustique on obtient des sujets plus résistants, préconisent les semis sur place ou la transplantation à l'état herbacé. Les autres proscrivent d'une façon absolue ce mode d'opérer, et ne mettent l'Eucalyptus en pleine terre que lorsque sa tige est complétement transformée en ligneux. Il paraît découler des résultats obtenus dans les essais de plantations faits en Algérie et en France que le premier mode doit être préféré dans les régions tempérées et les terrains favorables ; que le second seul peut réussir sous des climats extrêmes et dans des terrains médiocres.

Les semis doivent être faits de préférence au mois de septembre et d'octobre en Algérie, et, en France, au mois de mars et d'avril. En ce qui concerne les plantations, voici la meilleure règle qu'on ait formulée pour déterminer les caractères que doit présenter le plant pour offrir toutes garanties de résistance :

« L'*Eucalyptus globulus*, dans sa jeunesse, a la tige quadrangulaire ; elle s'arrondit en grossissant. Nous devons faire observer aux personnes qui voudront propager cet arbre dans le département des Bouches-du-Rhône, qu'on doit avoir soin de ne le livrer à la pleine terre qu'au milieu de la deuxième année de semis, alors que la tige qui était quadrangulaire commence à s'arrondir dans le bas.

« Faute de prendre la précaution susindiquée, les arbres périssent parce qu'ils sont très-impressionnables au froid ; il n'en est pas de même lorsqu'ils sont devenus ligneux et que la tige s'est arrondie (*). »

De même que pour les semis, les époques les plus propices aux plantations varient suivant les climats. En France, le mois d'avril est préférable parce qu'à cette époque la végétation est encore engourdie par l'abaissement de la température, et que la transplantation se fait plus facilement. L'époque est d'ailleurs assez avancée pour qu'on n'ait plus à craindre l'effet des gelées, désastreux pour les plants encore jeunes et affaiblis par la transplantation. Sous les climats chauds et secs, tels que le nord de l'Afrique, le mois d'août semble plus favorable. La séve s'y arrête à la suite des longues sécheresses de l'été, plus complétement encore que sous notre latitude, à la suite des froids d'hiver. Ainsi qu'on l'a fait observer du reste, à ce moment l'Eucalyptus, qui veut de la chaleur, profite à la fois, pour sa transplantation, de la stagnation de la séve, puis pour son enracinement et sa première pousse, du temps déjà relativement frais du mois de septembre, des pluies tièdes de l'automne et de la température encore suffisante de l'hiver. — Peut-être aussi la réussite tient-elle à

(*) Le Dr A. Sicard : *Études sur l'introduction de l'*Eucalyptus globulus *dans le département des Bouches-du-Rhône. — Bulletin de la société d'acclimatation*, janvier, 1868.

ce que cette époque correspond précisément au premier printemps de l'Australie (*).

Il est bien prouvé que l'Eucalyptus ne peut se reproduire ni par boutures ni par marcottes, et qu'il ne drageonne pas. Jusqu'à présent on l'a considéré comme étant d'une reprise assez difficile, mais à mesure qu'il se naturalise il paraît acquérir sous ce rapport une rusticité de plus en plus grande. M. Denis, d'Hyères, cite l'exemple d'un ***Eucalyptus globulus*** de 3 ans qui, complétement renversé par un coup de vent, a été replanté après avoir été dépouillé de toutes ses branches et de ses feuilles : les unes et les autres repoussèrent, mais l'arbre se couvrit des feuilles de la première jeunesse (**). M. Raveret-Wattel mentionne ce fait : qu'en Portugal, où la culture de l'Eucalyptus a pris une extension très-considérable, on transporte maintenant les jeunes plants sans motte de terre, les racines à l'air comme on le fait pour les arbres indigènes à feuilles caduques, et que ces plants supportent sans périr de longs transports par une chaleur très-forte.

L'Eucalyptus repousse du tronc avec une vigueur remarquable. Des arbres de 3 ans de semis, ayant $6^m,50$ de hauteur, plantés en 1866 le long de la route nationale n° 98, avaient été brisés par un coup de mistral. Je les fis couper au ras du sol, et l'année suivante ils présentaient une couronne de rejets de 2 mètres de longueur. J'ai fait depuis des observations analogues sur divers points de la ligne du chemin de fer entre Fréjus et Nice. M. Lambert

---

(*) E. Lambert : *Eucalyptus; culture, exploitation et produits.* Paris, 1874.

(**) L'Eucalyptus offre un phénomène remarquable de *polymorphisme :* dans les deux ou trois premières années, il présente la forme *infantile*, avec feuilles opposées et sessiles; à cet âge il ne fleurit pas. Puis ses feuilles disparaissent pour être remplacées par des feuilles alternes ou pétiolées. Elles indiquent l'état *adulte* caractérisé par la présence de fleurs et de fruits.

cite à ce sujet un fait intéressant : un plant de 3 ans ayant été complétement renversé sur le sol tout en y conservant quelques racines, ses branches se redressèrent perpendiculairement au tronc et dans la verticale ; la plus vigoureuse ayant été isolée, la tige principale fut coupée au-dessus de son point d'insertion et la souche fut rechaussée. Ce rejet s'est élevé en moins d'un an à 5 mètres. Il est devenu, à la deuxième année, aussi gros et aussi droit que la tige mère l'était à 3 ans. Cette facilité de reproduction est précieuse pour une essence si bien appropriée au climat de la Provence, dans une région dont la partie forestière est trop souvent exposée aux ravages des incendies. Les plantations d'Eucalyptus en rideaux, le long des tranchées destinées à isoler les massifs combustibles des forêts de pins, seraient une défense excellente contre la projection des pommes de pins incandescentes qui sont parfois lancées à plus de 100 mètres et propagent le feu avec une rapidité foudroyante. A la suite des incendies qui ravagèrent en 1864 et 1867 les massifs forestiers des Maures et de l'Estérel, et détruisirent plus de 20.000 hectares de bois, je proposai cette mesure de préservation à la commission chargée par le ministre des finances de faire une enquête sur les causes de ces incendies et sur les moyens d'y remédier (*). Il ne semble pas qu'on ait cherché jusqu'à ce jour à l'appliquer.

Lorsque l'Eucalyptus sera devenu véritablement un arbre forestier, lorsqu'il aura été propagé en massifs qui remplaceront peu à peu le pin d'Alep si peu productif et si combustible, les incendies ne seront plus guère à craindre. Dans tous les cas une forêt incendiée d'Eucalyptus pourra, sur ses souches recepées, renaître de ses cendres en 4 ou

---

(*) *Enquête sur les incendies des forêts dans la région des Maures et de l'Estérel*, pages 85 et 173. Paris, Imprimerie impériale, 1869.

5 ans (*), tandis qu'il faut des périodes de plus de 25 années pour qu'une forêt brûlée de conifères puisse commencer à donner quelques produits. Ces considérations sont étrangères au sujet spécial qui doit nous occuper, mais elles offrent assez d'intérêt pour que j'aie cru utile de les mentionner.

(*) Nous ne savons pas encore si cette faculté est, chez l'Eucalyptus, indépendante de l'âge. Elle s'applique à coup sûr aux plus jeunes plants; cela suffit pour justifier la possibilité d'un reboisement.

II.

DES APPLICATIONS INDUSTRIELLES DE L'EUCALYPTUS,

ET PRINCIPALEMENT

DE CELLES QUI INTÉRESSENT L'ART DE L'INGÉNIEUR.

L'Eucalyptus fournit un grand nombre de produits utiles. Pour pouvoir étudier les applications industrielles auxquelles il peut se prêter, il importe d'avoir l'énumération complète de ces produits, de savoir quelles sont les propriétés, quel est le rendement moyen approximatif de chacun d'eux. C'est ce que je vais faire le plus brièvement possible en prenant pour type l'*Eucalyptus globulus*, la seule espèce dont le rendement ait été étudié avec quelque précision.

Le bois est le premier des produits. M. Cordier, dont le nom revient souvent sous ma plume lorsque je veux citer des observations consciencieuses et des faits précis, évalue ainsi qu'il suit la valeur du bois fourni par un Eucalyptus de neuf ans de semis, dont les dimensions ont permis de faire débiter en plateaux un tronçon de 3m,80 de longueur sur 1m, 35 de circonférence (*) :

(*) Cordier : *Renseignements sur la rapidité de la croissance des Eucalyptus. — Bulletin de la société d'acclimatation.* Novembre 1873, page 811.

		mètres.		mètres.		stères.	
Tiges...	longueur	3,80,	circonférence	1,35,	cube	0,554	stères.
	—	4,40	—	0,80	—	0,221	0,868
	—	4,70	—	0,50	—	0,093	
Houpier.	—	7,00	—	0,36	—	0,068	
	—	5,00	—	0,36	—	0,049	
	—	9,50	—	0,30	—	0,080	0,285
	—	6,00	—	0,30	—	0,048	
	—	5,00	—	0,27	—	0,040	
			Total.				1,153

Ce qui, au prix moyen de 45 francs le mètre cube, donnerait une valeur de 50 francs.

Ces indications permettent d'évaluer le rendement d'une plantation d'arbres espacés. M. Lambert, calculant ce que peut produire un hectare semé en Eucalyptus à 1^{m},80 d'équidistance moyenne et exploité en trois éclaircies qui réduiront le chiffre de 3.025 arbres à 231 au bout de neuf ans, arrive aux résultats suivants (*) :

	francs.
Première éclaircie, à trois ans : exploitation de 1.210 gaules et perchettes valant, pour piquets, palis, poutrelles, etc., 1 franc l'une dans l'autre, ensemble, ci.	1.210
Espacement doublé entre les sujets restants, soit 1^{m},80 $\times$ 2 = 3^{m},60.	
Deuxième éclaircie, à six ans : 514 arbres abattus produisant principalement des poteaux télégraphiques et des rondins pour charronnage, mines, etc., d'une valeur de 5 francs net par pied d'arbre, au total, ci.	2.570
Espacement porté à 7^{m},20.	
Troisième éclaircie, à neuf ans, portant sur 231 arbres. Produit dominant : la traverse, le charronnage, la charpente, la menuiserie; valeur réduite à 30 francs; donc, ci.	6.930
Il reste 231 arbres, à un intervalle séparatif de 14 mètres, et qui valent alors, comme les précédents, ci. . . .	6.930
Total, en neuf ans.	17.640

(*) E. Lambert : *Eucalyptus*, etc., page 42.

Ce chiffre, qui représenterait un revenu brut annuel de près de 2.000 francs par hectare, concorde notablement avec celui donné par M. Trottier. Ce dernier évalue qu'un hectare planté de 1.000 Eucalyptus fournirait un produit brut de 53.254 francs en 26 ans (*). Je crois une telle appréciation sensiblement exagérée, et je préfère l'évaluation modeste de M. Cordier, qui conclut que sur 1.000 arbres plantés à l'hectare en massif, et exploités par éclaircissements successifs, on peut abattre :

à 5 ans,	500 arbres	valant	600	francs,
à 10 —	250	—	1.313	—
à 15 —	125	—	1.473	—
à 20 —	60	—	1.521	—
à 26 —	60	—	3.195	—
Soit un total de.			8.102	francs,

représentant, pour l'exploitation quinquennale d'un hectare, un revenu annuel de 300 francs. C'est plus que ne valent, en capital, bien des terrains incultes que l'exploitation de l'Eucalyptus pourrait mettre en valeur à peu de frais.

Après le bois vient l'écorce. Celle-ci se détache annuellement, comme celle des platanes, et offre cette particularité remarquable, qu'elle contient une forte proportion de tannin. Aussi est-elle depuis longtemps employée en Australie, en Espagne, en Portugal, pour le tannage des peaux, auxquelles elle communique une odeur caractéristique qui en assure mieux la conservation. D'après les analyses faites à Melbourne, par M. Hoffmann, et à Paris, par M. Cloëz (*), l'écorce d'*Eucalyptus globulus* placé dans de bonnes conditions de végétation contiendrait de 12 à 15 pour 100 de

(*) Trottier : *De l'accroissement et de la valeur progressive de l'Eucalyptus.* Alger, 1871.

(**) Cloëz : *Examen chimique des feuilles d'*Eucalyptus globulus. — *Bulletin de la société d'acclimatation,* 1868, p. 654.

tannin. C'est presque le double de la richesse des écorces de chêne vert qui se vendent couramment 14 francs les 100 kilog. Cette propriété n'est pas, du reste, spéciale à l'Eucalyptus ; elle est signalée aussi dans diverses espèces de mimosas et notamment dans l'*acacia leiophylla*, arbre fort rustique, d'une richesse exceptionnelle en tannin, importé en France dans ces dernières années.

Les feuilles et ramilles de l'*Eucalyptus globulus* donnent d'autres produits extrêmement intéressants. La distillation fournit une essence en proportion bien plus forte que la plupart des végétaux odoriférants : on en retire 12 onces 1/2 par 100 livres de feuilles fraîchement coupées. Les feuilles séchées à l'ombre perdent à la longue 50 pour 100 de leur poids. La densité de cette essence est de 0,917; elle bout à 148°. C'est un des meilleurs dissolvants connus pour les résines copales, pour le camphre, le mastic, etc. (*). Les propriétés des essences d'un grand nombre d'espèces d'Eucalyptus ont été étudiées très-consciencieusement par MM. Johnston et Bosisto, de Melbourne. Ces huiles essentielles ont un caractère commun : elles brûlent avec une flamme très-blanche, sans odeur ni fumée, et pourraient toutes être utilement employées à l'éclairage (**). Ces essences commencent à être employées dans la parfumerie, à Grasse, où on les achète au prix de 12 à 15 francs le kilogramme, et en médecine, où elles joueront un rôle important dans la thérapeutique.

La décoction des feuilles et ramilles dans l'alcool concentré fournit également un produit susceptible de nombreuses applications. Cette alcoolature sert déjà à fabriquer une liqueur destinée à remplacer l'absinthe et autres

---

(*) *Rapport à M. le gouverneur général de l'Algérie par la commission algérienne sur l'exposition universelle de Vienne.* 1873, page 181.

(**) Exposition intercoloniale de Melbourne, en 1861. — *Report on class. III. Indigenous vegetable substances*, page 26 et suivantes.

apéritifs malfaisants; mais c'est surtout au point de vue médical que la décoction d'Eucalyptus est appelée à rendre d'immenses services comme succédané de la quinine dont elle ne présente aucun des graves inconvénients. Depuis longtemps ces propriétés thérapeutiques étaient connues : en Espagne, à Valence, à Cadix, l'*Eucalyptus globulus* n'était connu que sous le nom d'*Arbre à fièvre*. En Algérie, la plupart des fiévreux renoncent à se traiter par la quinine et par l'arsenic pour employer le traitement par l'Eucalyptus. Depuis quelques années, ce traitement est soumis en France à de consciencieuses études, et toutes les observations publiées tendent à en démontrer l'efficacité. Qu'on me permette de faire une courte incursion dans le domaine médical en reproduisant une observation que je retrouve dans une brochure récemment publiée (*); je suis à même, mieux que personne, d'en garantir l'exactitude absolue.

« Obs. XXV. — *Fièvre irrégulière, cachexie rebelle da-* « *tant de onze mois. Guérison.* — M. M***, âgé d'environ « trente ans et fortement constitué, fut pris d'accès perni- « cieux sur les bords du Danube..... Il prit de fortes doses « de sulfate de quinine et put momentanément conjurer le « danger qui pendant quelques semaines le menaça. Mal- « gré un retour dans des lieux plus sains et un séjour de « trois mois au milieu de conditions hygiéniques meil- « leures, la fièvre reparaissait sans cesse tous les trois ou « quatre jours. Affaissé, découragé, M. M*** dut revenir « en France. J'eus l'occasion de voir le malade onze mois « après le début de la fièvre : il était faible, anémique, « très-maigre; il ne digérait plus et avait perdu complète- « ment le sommeil. Son pouls était toujours fréquent, mais « tous les huit jours il survenait des accès très-irréguliers

(*) Le Dr Gimbert : *Études sur l'influence des plantations d'*Eucalyptus globulus *dans les pays fiévreux et sur le traitement des accidents intermittents par ce végétal.* Paris, 1875, pages 16 et 17.

« dans leurs allures. Rarement des frissons : de la chaleur « et des sueurs. L'état de la circulation nous fit penser à « l'existence d'une phthisie menaçante. L'auscultation ne « nous autorisant pas à soutenir pareille opinion, nous « nous arrêtâmes à l'idée que le malade était dans un état « d'*infection impaludique chronique* dans lequel les accès « perdent leur physionomie ; on dirait que l'économie ne « peut plus produire un accès complet, que tous les trou- « bles ressortissent à la nutrition.

« M. M*** absorbait depuis onze mois du sulfate de qui- « nine, qui, sans prévenir les accès, les atténuait.

« Les premiers jours de janvier 1873, le malade prit « tous les jours vingt gouttes d'alcoolature dans les vingt- « quatre heures. Les malaises, les accès disparurent avec « une rapidité étonnante. En quinze jours, l'appétit et le « sommeil étaient complétement revenus. Le malade est « définitivement guéri aujourd'hui. »

On conçoit qu'en raison de ces usages multiples, la feuille et les ramilles d'Eucalyptus aient une certaine valeur. Aussi, lorsque nous élaguons les Eucalyptus plantés sur la ligne de Marseille à Vintimille, vendons-nous le produit de l'élagage à raison de 25 à 30 francs les 100 kilog.

La graine d'Eucalyptus elle-même est un produit qu'il ne convient pas de négliger. Celle qu'on récolte sur des sujets acclimatés en France est à juste titre très-estimée, car elle fournit des plants plus rustiques que la graine d'Australie et même d'Algérie. Elle doit, pour mûrir, séjourner sur l'arbre pendant deux ans à dater de la floraison. J'ai cédé au gouvernement italien de la graine d'*Eucalyptus globulus* récoltée sur des arbres de dix ans, plantés entre Cannes et Menton, au prix de 300 francs le kilog. Ce produit diminuera certainement de valeur à mesure que la culture de l'Eucalyptus se généralisera davantage en

France : il est à désirer, dans l'intérêt général, qu'elle s'abaisse très-promptement.

Tels sont les produits les plus intéressants que fournit l'Eucalyptus. On voit que les moindres parties de cet arbre vraiment extraordinaire peuvent être employées utilement. Je vais maintenant passer en revue les applications industrielles dont l'Eucalyptus est susceptible, et spécialement celles qui intéressent l'art de l'ingénieur.

1. — Plantations des routes et talus.

L'Eucalyptus est une des essences les mieux appropriées aux plantations des routes. Il est destiné à remplacer, dans un grand nombre de cas, le platane, sur lequel il a de nombreux avantages : en premier lieu, il est à feuillage persistant; le platane a des feuilles qui poussent tard et qui tombent vite, surtout en Provence et dans les pays où dominent les vents secs et violents tels que le mistral. On voit fréquemment ces feuilles mortes être un embarras et une cause de main-d'œuvre : elles obstruent les petits aqueducs, encombrent les fossés. Leur tissu, très-résistant, se détruit difficilement, et il faut le plus souvent les brûler pour s'en débarrasser. L'Eucalyptus n'offrirait aucun de ces inconvénients.

Le platane est à croissance beaucoup plus prompte que l'ormeau, le frêne, l'acacia, l'ailante. Je mets à part le peuplier, qui, dans toute la région méridionale de la France, ne peut prospérer que dans des conditions tout à fait exceptionnelles. La rapidité de croissance de l'Eucalyptus étant au minimum double de celle du platane planté dans les meilleures conditions, la propagation de cette nouvelle essence permettrait de combler dans un espace de temps moitié moindre les lacunes encore trop nombreuses qui existent dans les plantations de nos routes, dans le Midi surtout.

La facilité avec laquelle l'Eucalyptus pousse des branches sur sa souche recepée permet la culture en taillis, utile pour les talus à consolider. Sa racine traçante présente la plus grande analogie avec celle de l'acacia, qu'il pourra remplacer dans un grand nombre de cas.

On a donné une très-grande extension, en Algérie, aux plantations d'Eucalyptus le long des routes, et surtout des chemins de fer; ainsi que le dit M. Planchon dans un article déjà cité, « il y borde triomphalement les voies ferrées, dont il aura vu la naissance et marqué la date ». Nous sommes loin d'être aussi avancés en France : aussi devons-nous chercher à imiter, à égaler si c'est possible l'exemple qui nous est donné par notre colonie. Nous avons déjà planté 8.000 Eucalyptus sur la ligne de Marseille à Vintimille, et nous espérons, dans une période de peu d'années, pouvoir arriver à un chiffre de 25.000 pieds, nécessaire pour achever complétement la plantation de cette ligne de 260 kilomètres et de ses embranchements, dont la longueur totale est d'environ 70 kilomètres. M. Garet, ingénieur en chef du service de la voie à la compagnie P.-L.-M., a pris l'initiative d'essais à faire sur les lignes de la rive droite du Rhône, dans les départements du Gard et de l'Hérault. Il serait désirable que nos camarades se missent à l'œuvre de leur côté, en cherchant à propager sur les routes la plantation des espèces d'Eucalyptus les plus rustiques : il s'agit, pour l'État comme pour les compagnies, d'une opération dont les résultats financiers eux-mêmes ne sont pas à négliger. Une plantation de 25.000 arbres de cette essence coûtera au maximum 18.000 francs (*). Au bout

(*) Les plants d'*Eucalyptus globulus* de 10 à 12 mois de semis, bons pour plantations, valent 0f,20 la pièce. Ceux des autres espèces valent actuellement 0f,30; moyenne, 0f,25. La main-d'œuvre

de quinze ans, l'arbre donnera en moyenne plus de 1 mètre cube de bois que nous évaluerons seulement à 20 francs sur pied. Pour 20.000 sujets restants, on aura un chiffre de 400.000 francs; défalquant les frais de plantation, intérêts compris, soit 40.000 francs, et frais d'entretien, d'élagage, de binage, etc., soit 20.000 francs, on arrive à un chiffre de bénéfice net de 340.000 francs. Je ne tiens compte dans cette appréciation d'aucun des produits dont je parlais au paragraphe précédent : feuilles, graines, écorce, etc. On reconnaîtra que l'évaluation qui précède est aussi modérée que possible, et que j'ai cherché à éviter toutes les causes d'erreur et d'exagération auxquelles il est souvent difficile d'échapper dans des calculs de cette nature.

2. — Utilité de l'Eucalyptus pour l'assainissement des marais et la suppression des fièvres paludéennes aux embouchures des rivières, dans les terrains colmatés, etc.

L'action assainissante des plantations d'Eucalyptus n'est plus contestable : avant l'importation de cette essence en Europe, on avait déjà observé que, dans les Flinders de la Tasmanie boisés d'Eucalyptus, la fièvre intermittente était complétement inconnue, tandis qu'elle désolait les régions où l'Eucalyptus n'existait pas encore. Lorsque cet arbre fut introduit en Algérie, on remarqua bientôt que, dans les régions paludéennes, le nombre des cas de fièvre diminuait dans de grandes proportions à mesure que l'Eucalyptus s'y développait. Bientôt des faits précis, positifs, ne laissèrent

---

de plantation, dans un terrain de consistance ordinaire, est au plus de 0f,35. Ajoutons 0f,10 pour faux frais, déchet, etc., total 0f,70 par pied, soit 17.500 francs pour 25.000 sujets.

plus aucun doute sur cette précieuse propriété. Le village d'Aïn-Mokra, centre de l'exploitation des mines de Mokta-el-Hadid, était rendu inhabitable par la malaria; aussitôt qu'on y eut importé l'Eucalyptus la fièvre disparut. M. le docteur Gimbert rapporte (*) que le village de Fondouk, à 32 kilomètres d'Alger, était décimé par la fièvre. M. Trottier, propriétaire d'une ferme, y planta 13.000 Eucalyptus au printemps de l'année 1867. En juillet 1868, époque où les fièvres commencent à sévir, les fermiers jouirent d'une immunité complète : les Eucalyptus avaient à peine 2 ou 3 mètres d'élévation. Depuis, la population sédentaire a toujours été à l'abri de la fièvre.

Mêmes résultats constatés à la ferme de Ben-Machydlin, dans la province de Constantine, et au moulin de la Maison-Carrée, dans la province d'Alger : « Dans la commune de la Maison-Carrée, dit M. Mérice (**), il n'est pas une cour, pas une porte que n'ombragent un ou plusieurs Eucalyptus. Aussi, comme par enchantement, voit-on la salubrité y remplacer l'infection. La santé en permanence y succède à la fièvre endémique. Le territoire de la commune se compose en grande partie des alluvions de l'Haracq, et il était réputé un des plus dangereux de l'Algérie. Aujourd'hui, on y compte à peine quelques cas de fièvre; la maladie n'a plus sa malignité d'autrefois, et ceux qui en sont atteints savent où trouver un infaillible remède. »

Les ouvriers de l'usine du gué de Constantine, entourée de marais, étaient décimés par la fièvre en été. On dut la fermer pendant toute la saison des chaleurs. M. Saulière fit des semis considérables d'Eucalyptus dans les marécages

---

(*) Le Dr Gimbert : *Étude sur l'influence des plantations d'Eucalyptus dans les pays fiévreux*, page 4.

(**) *Progrès et développement de la culture de l'Eucalyptus*, par E. Mérice. — *Bulletin de la société d'acclimatation*, 3e série, t. Ier, page 718.

avoisinants. En 3 ans la fièvre a disparu; 5 hectares d'un sol bourbeux ont été transformés en un véritable parc. Les eaux ont été littéralement pompées par la végétation des arbres. Ce phénomène s'explique bien par la faculté d'absorption de l'eau par les branches, et d'évaporation par les feuilles dont j'ai donné les mesures à la page 14.

Je pourrais multiplier les citations, car il existe déjà, en France et en Algérie, un nombre très-considérable d'exemples de l'influence bienfaisante de l'*Eucalyptus globulus* sur l'état hygiénique des contrées malsaines. Mais cette action n'avait pas été jusqu'à présent évaluée d'une façon bien précise, — je pourrais dire scientifique. Il m'est permis de combler cette lacune grâce aux deux observations que je vais reproduire, et dont la seconde surtout donne une mesure parfaitement exacte de l'action assainissante de l'Eucalyptus.

1re *observation.* — La maison de garde-ligne, voisine du viaduc du Var, au point kilométrique 216k,700 de la ligne de Marseille à Vintimille est située à 700 mètres de l'embouchure de ce fleuve dans la mer, et à proximité des colmatages exécutés sur sa rive droite dans le voisinage de cette embouchure. Elle était inhabitable : les agents chargés de la garde du passage à niveau, et leur famille, étaient tous, au bout de quelques semaines de résidence, atteints d'accès de fièvre intermittente violents, parfois pernicieux.

Mon prédécesseur, M. l'ingénieur Gouin, eut l'idée d'assainir cette habitation malsaine à l'aide d'une plantation d'Eucalyptus. Cette plantation fut faite par les soins de M. Villiard, chef de section, dans le mois d'avril 1870 : les arbres furent plantés sur trois rangs en quinconce, autour de la maison. Depuis la fin de l'année 1870, toute trace d'influence paludéenne a disparu : on n'a plus observé un seul cas de fièvre chez les agents de cette maison de passage à niveau, actuellement habitée par une famille composée du père, de la mère et de deux enfants. Ces Eucalyptus ont aujourd'hui une hauteur moyenne de 11 mètres (*). Un certain nombre a déjà atteint 13 mètres.

2ᵉ *observation.* — La gare internationale de Vintimille, ouverte à l'exploitation au mois de février 1872, est située à peu de distance de l'embouchure de la Roya dans la mer. Ce torrent, dont les rives sont imparfaitement endiguées et qui, — de même que la plupart des cours d'eau de cette région des Alpes-Maritimes, — est encore dans la période que M. l'ingénieur Surrell appelle *la période de divagation*, forme des marais sur ses rives et à son embouchure. Aussi le personnel de Vintimille, composé d'agents italiens et d'agents français, était-il décimé par la fièvre. J'écrivis en 1874 à M. l'ingénieur Amilhau, directeur de la compagnie de la Haute-Italie, pour lui proposer de chercher à combattre l'influence paludéenne par des plantations d'*Eucalyptus globulus.* Celles-ci furent faites au mois de mai de cette même année. Les arbres ont aujourd'hui 10 mètres de hauteur et une circonférence de $0^m,45$ à 1 mètre au-dessus du sol. Les résultats obtenus ont dépassé en peu de temps mes espérances ; ils sont consignés dans le tableau suivant :

ANNÉES.	NOMBRE de malades.	NOMBRE de cas de fièvre observés			OBSERVATIONS.
		dans le personnel de la compagnie de la Haute-Italie.	dans le personnel de la compagnie P.-L.-M.	Total.	
1872 (1)	89	42	5	47	(1) Le personnel n'a pas été complet dès le jour de l'ouverture. On peut compter cette année comme équivalant aux deux tiers d'une année normale.
1873	151	61	14	75	
1874 (2)	128	32	5	37	(2) Année de la plantation.
1875	162	6	2	8	
1876	169	6	2	8	
1877 (3)	55	2	»	2	(3) Ces chiffres s'arrêtent au mois d'août.

(*) Voir le tableau de la page 17.

On peut tirer des chiffres contenus dans ce tableau les conclusions suivantes : l'Eucalyptus possède une action assainissante très-caractérisée dès son plus jeune âge ; cette qualité croît avec la plante jusqu'à ce que celle-ci ait atteint un âge de 4 ans, correspondant à un développement en hauteur de 10 mètres et en circonférence à la base de $0^m,45$ à $0^m,50$. On doit considérer, en effet, la gare de Vintimille comme définitivement assainie, car les deux cas de fièvre constatés en 1877 doivent être regardés comme accidentels ; ils ont sans doute été contractés par les agents en dehors de la zone d'action de la plantation faite aux abords de la gare.

A l'usine du gué de Constantine, l'Eucalyptus a agi surtout comme *desséchant;* à Vintimille, il a agi uniquement comme *désinfectant.* Le plus souvent cet arbre combat l'influence paludéenne grâce à ces deux propriétés réunies. Les émanations odorantes de ses feuilles agissent sans doute avec efficacité sur les miasmes. Ce que j'ai dit plus haut de l'action thérapeutique de l'essence d'Eucalyptus rend cette explication tout à fait plausible. On peut comparer ces végétaux à de véritables appareils d'épuration qui empruntent au sol ses hydrogènes carburés et sulfurés, et les rendent à l'atmosphère transformés en vapeurs balsamiques et oxygénées.

A ces explications, j'ajouterai les observations suivantes de M. le docteur Gubler, qui achèveront d'énumérer les causes auxquelles on doit attribuer cette remarquable propriété de l'Eucalyptus (*) : « Les miasmes paludéens sont plutôt d'origine animale que végétale ; ils sont constitués par des organites éminemment accessibles à l'influence nocive des essences aromatiques. A ce point de vue, les

---

(*) Le Dr A. Gubler : *Sur l'*Eucalyptus globulus *et son emploi thérapeutique. — Bulletin de thérapeutique médicale et chirurgicale.* Paris, 1871.

Eucalyptus agissent encore en abritant les terrains inondés contre les ardeurs du soleil, si favorable à la genèse des êtres microscopiques. En outre, les dépouilles de leur feuillage et de leur écorce, toujours en desquamation comme celle du platane, assainissent les eaux où baignent leurs pieds, puisqu'on peut en boire impunément, au dire des voyageurs, tandis qu'il serait imprudent d'user d'autres eaux stagnantes dans les mêmes régions. Ces arbres ne tardent pas à faire disparaître les marécages eux-mêmes, tant en exhaussant le sol par les débris qu'ils y accumulent qu'en épuisant l'eau par leur énergique absorption, en rapport avec leur végétation rapide ainsi qu'avec la multitude énorme de stomates dont les feuilles sont criblées. »

Cette qualité de l'Eucalyptus est susceptible de nombreuses applications en matière de travaux publics. Que de travaux de desséchements de marais, de colmatage, pourraient être rendus inoffensifs pour la santé des populations riveraines aussi bien que pour celle des ouvriers employés à leur exécution, grâce à l'emploi de ces plantations ! Dans un remarquable mémoire snr les travaux d'endiguement et de colmatage du Var, M. l'ingénieur Vigan a signalé toutes les difficultés que l'exécution de ces travaux a rencontrées en raison de l'insalubrité de la région dans laquelle ils étaient entrepris (*). Deux ambulances avaient dû être établies à proximité des chantiers : le nombre des malades soignés annuellement dans ces ambulances était de 250 en moyenne, dont 200 fiévreux, pour un nombre journalier de 500 ouvriers. Les dépenses du service médical, depuis le mois de novembre 1860 jusqu'à l'achèvement des travaux qui eut lieu le 5 juillet 1869, s'élevèrent à 212.000 francs, soit en moyenne à 25.000 francs par an.

(*) Vigan, ingénieur des ponts et chaussées : *Mémoire historique et technique sur les travaux d'endiguement et de colmatage de la rive gauche du Var.* — *Annales des ponts et chaussées*, mai 1872, pages 381 et suivantes.

Nul doute que l'emploi des plantations d'Eucalyptus, en prévenant le mal, eût rendu une grande partie de cette dépense inutile.

L'exécution des grands travaux de terrassements, en dehors de toute cause d'infection paludéenne, est également une source de fièvre. Dans ce cas encore, les plantations d'Eucalyptus peuvent être propagées utilement.

Je citerai un dernier exemple de l'application dont les propriétés fébrifuges de l'Eucalyptus seraient susceptibles. A l'époque où fut construite la ligne d'Avignon à Marseille, des caisses d'emprunt furent pratiquées aux abords de la ville de Tarascon. A la suite de réclamations relatives à leur insalubrité, la compagnie P.-L.-M. a été mise par l'administration en demeure de les remblayer. Ce travail, aujourd'hui terminé, a coûté plus de 120.000 francs. Je ne doute pas que des plantations d'Eucalyptus convenablement disposées eussent pu arriver à dessécher à la longue ces excavations et à assainir toute la région atteinte par les miasmes d'une façon aussi complète, sinon plus sûre, que la solution un peu primitive qu'on a dû adopter.

L'*Eucalyptus globulus* est loin d'être la seule espèce qui jouisse de cette remarquable propriété. Il paraît résulter des observations de M. von Mueller que toutes, à un degré plus ou moins grand, possèdent des vertus assainissantes; que cette faculté serait à peu près proportionnelle à l'intensité de l'odeur aromatique des feuilles (*). M. Bosisto, secrétaire de la société pharmaceutique de Melbourne, a constaté que l'*Eucalyptus rostrata* possédait le même pouvoir que le *globulus*. Enfin M. Ramel place en outre au même rang que ce dernier l'*Eucalyptus marginata*, le *résinifera* et l'*obliqua*.

(*) On a supposé que tous les Eucalyptus sans exception ont des feuilles odorantes. J'ai cependant trouvé une espèce qui se dérobe à cette règle. Il en existe un sujet dans le jardin de M. Mazel, horticulteur au golfe Jouan.

A ce propos, il peut être utile de donner l'énumération des espèces qui se plaisent le mieux dans les terrains humides ; c'est une condition essentielle pour leur utilisation dans les terrains marécageux. D'après les renseignements les plus récents, ces espèces sont l'*Eucalyptus rostrata*, le *colossea*, le *coriacea*, l'*amygdalina* et le *robusta*. Nous verrons dans la dernière partie de ce travail quelles sont les espèces les mieux appropriées aux divers climats qu'elles seront exposées à trouver en France où l'on cherche en ce moment à les propager.

3. — Emploi de l'Eucalyptus pour le boisement des dunes.

L'Eucalyptus préfère à tous autres les terrains siliceux et divisés : il n'est donc pas surprenant qu'il s'accommode parfaitement des sables, même infertiles, des bords de la mer. Malheureusement l'*Eucalyptus globulus* paraît extrêmement impressionnable à l'air salin, et redoute surtout les terrains saumâtres ; mais en l'éloignant assez du rivage on peut employer cette espèce pour le boisement des dunes ou des lais de mer en dehors de l'atteinte de l'air saturé de sel marin. M. Gastinel-Bey a proposé, il y a 7 ans, de faire des plantations d'Eucalyptus dans les sols sablonneux de la zone maritime du littoral de l'Égypte (*). On connaît du reste aujourd'hui une espèce très-rustique, l'*Eucalyptus persicifolia* (ou blackbutt), qui résiste parfaitement à l'air salin. Il conserve, paraît-il, à peu près toute sa taille sur les côtes exposées aux vents, là où ses congénères, sous cette pernicieuse influence, ne sont plus que des arbris-

(*) Gastinel-Bey : *Mémoire sur l'*Eucalyptus globulus *d'Australie*. — *Égypte agricole*. Le Caire, 1870.

seaux rabougris. D'après M. Raveret-Wattel, dans les forêts de Gipp's land, où il est assez commun, on en rencontre de magnifiques sujets ; son bois est rouge, à grain net, son feuillage fournit, par la distillation, une huile volatile dont l'odeur, assez agréable, rappelle celle du vétiver (*).

Il semble acquis que, au moins sur le littoral méditerranéen et probablement aussi sur toute la côte méridionale, sablonneuse, de l'Océan, nous pouvons employer avec succès l'Eucalyptus pour la fixation des sables mouvants et la mise en valeur des dunes. L'œuvre admirable de sagacité, de persistance, réalisée par Brémontier dans les Landes, est loin d'être achevée. Que d'espaces perdus, infertiles, malsains, restent encore à utiliser et à féconder sur nos rivages ! On conçoit qu'une opération à échéance aussi longue que celle d'un reboisement à l'aide de pins ou d'autres conifères puisse rebuter un esprit impatient, désireux de voir ses tentatives couronnées d'un prompt succès. Cette considération ne peut nous arrêter dans les essais que nous devons tenter, grâce à la rapidité de croissance de toutes les espèces d'Eucalyptus. Un colon algérien, M. Trottier, dont j'ai déjà cité le nom et rappelé les travaux, a proposé de reculer les limites du désert en plantant l'Eucalyptus dans les sables brûlants du Sahara africain. L'œuvre dont je parle, pour être plus modeste et plus restreinte, n'en est que plus praticable.

Le principal obstacle à l'extension de la culture de l'Eucalyptus en France est le froid. Cet inconvénient est beaucoup moins à redouter dans la zone maritime, où les variations de température de l'air sont atténuées par l'action thermique compensatrice de la mer. Aussi ai-je la conviction que les essais qui seront tentés pour réaliser cette application de l'Eucalyptus sont assurés d'une complète réussite. Elle suffirait, à elle seule, pour justifier ce que je

---

(*) Raveret-Wattel : *L'Eucalyptus*, etc., déjà cité.

disais au début de ce travail : que l'introduction de l'Eucalyptus en France sera la conquête la plus importante de l'acclimatation dans le cours de ce siècle.

4. — De l'Eucalyptus comme bois de construction : traverses de chemins de fer, charpente, travaux à la mer, etc.

Les essais faits jusqu'à présent pour l'utilisation du bois d'Eucalyptus dans nos travaux n'ont pas donné des résultats satisfaisants : des traverses provenant d'arbres de 8 à 10 ans coupés dans le jardin de M. Thuret à Antibes, mises en œuvre en 1872 dans la gare de Marseille, ont donné des résultats inférieurs au hêtre. Cela n'est point surprenant : il faut, pour que le bois ait toute sa dureté, que l'arbre ait atteint son état adulte, que j'évaluais plus haut à 15 ans. M. Cordier va plus loin : il estime que le bois de l'Eucalyptus n'aura toute sa valeur qu'à l'âge de 40 ou 50 ans (*), en se basant sur cette considération : que le chêne n'acquiert son maximum de solidité et de durée que lorsqu'il est arrivé à la période de maturité, c'est-à-dire à 100 ou 120 ans.

L'emploi de l'Eucalyptus, comme bois de traverses et de poteaux télégraphiques, est une des applications les plus importantes qui en aient été faites. A l'exposition d'Alger, ouverte au mois d'avril 1876, M. Rivière, directeur du jardin d'essai, a présenté des traverses et des poteaux télégraphiques provenant d'arbres encore jeunes et paraissant présenter cependant toutes les conditions de résistance et de solidité des traverses et des poteaux en pin injecté. A cette même exposition, M. Trottier a montré des poteaux

(*) Cordier : *Études forestières : des Eucalyptus. — Bulletin de la société d'agriculture d'Alger*, 1874.

télégraphiques en bois d'Eucalyptus qui, injectés en 1873 et fichés en terre depuis 3 ans, n'avaient subi aucune altération. En Australie, on emploie exclusivement l'Eucalyptus pour la fourniture des poteaux et l'on en exporte un nombre toujours croissant de traverses. Dans les Indes, on a fait une application extrêmement intéressante de la propriété que possède l'Eucalyptus d'être inattaquable par les insectes. On sait que le fléau des chemins de fer dans ce pays sont les fourmis blanches qui dévorent les traverses, les longrines des ponts, et en général tous les bois en contact immédiat avec le sol. Le danger qui menaçait ces voies ferrées a pu être écarté grâce à l'adoption du bois d'Eucalyptus, qui est respecté par ces redoutables termites. On emploie de préférence, pour cet usage, le bois d'***Eucalyptus marginata*** (mahogany) (*), dont l'acclimatation n'est essayée que depuis fort peu de temps en Algérie et en France. Toutes les espèces odorantes paraissent également bonnes à cet usage.

Cette précieuse qualité concorde bien avec celle qu'on utilise depuis fort longtemps en Australie : l'immunité complète dont jouit l'Eucalyptus immergé dans l'eau de mer à l'égard des tarets ; des planches d'Eucalyptus ont été retirées intactes de l'eau où elles avaient séjourné 17 ans auprès d'une coque de navire échoué dont les bois avaient été complétement dévorés. Aussi, en Australie, n'emploie-t-on que les bois d'Eucalyptus pour tous les travaux à la mer, pilotis, estacades, quais, etc. Comme conséquence, on y affecte spécialement les bois d'Eucalyptus à la construction des navires. Lorsque, en 1792, La Billardière constatait que l'Eucalyptus, qu'il venait de reconnaître, avait fourni un excellent bois pour la réparation du canot

(*) En anglais : *acajou*. Cette espèce d'Eucalyptus possède un bois d'un grain fin, susceptible d'un beau poli et d'une couleur qui rappelle celle du bois d'acajou.

du bord, on eût dit qu'il paraissait pressentir les applications dont cet arbre serait plus tard l'objet dans l'art des constructions navales : les bateaux qui sortent des chantiers d'Hobart-Town sont aujourd'hui construits uniquement en bois d'Eucalyptus.

On se rend facilement compte des avantages que l'Eucalyptus peut offrir pour l'art des constructions, quand on voit les magnifiques produits qu'il fournit dans le pays dont il est originaire. M. Raveret-Watel (*) rappelle qu'une planche expédiée à Londres en 1851 ne mesurait pas moins de 47 mètres de long sur 3m,50 de large et 8 centimètres d'épaisseur. Une autre planche de 51 mètres de long avait été préparée pour l'exposition de 1855 ; mais il fut impossible de trouver, dans le port d'Hobart-Town, un navire assez long pour la charger. On dut se borner à expédier un autre échantillon consistant en une rondelle de 1 mètre de diamètre, enlevée à 59 mètres de la racine, sur un arbre de 97 mètres de haut, dont la première branche partait à 63 mètres du sol. Ce colosse débité en planches, solives, lattes et autres pièces de toute grandeur, dont le nombre était fabuleux, a été vendu en détail pour le prix de 245 livres sterling 12 shellings, environ 6.140 francs.

J'en ai assez dit pour appeler l'attention des ingénieurs sur les applications industrielles auxquelles se prête le bois d'Eucalyptus. Ces applications pourraient être immédiates : car, avec les facilités et le bon marché des transports par mer, l'Eucalyptus peut, dès aujourd'hui, être utilisé sur nos chantiers, dussions-nous l'importer d'Algérie, d'Australie même. Il sera nécessaire de connaître la valeur exacte de son coefficient d'élasticité : c'est un renseignement que je pense être bientôt à même de donner.

(*) *L'Eucalyptus, son introduction, sa culture*, etc., page 19.

III.

DES NOUVELLES ESPÈCES D'EUCALYPTUS

ET EN PARTICULIER

DE CELLES QUI RÉSISTENT LE MIEUX AU FROID.

L'*Eucalyptus globulus* est déjà moins sensible au froid qu'il ne l'était il y a 15 ans. Sa réussite en Algérie en est la preuve, car le climat de notre colonie est remarquable par sa diversité : « Sur la côte, ce climat est humide et tempéré; dans l'intérieur il est sec et excessif. Constantine, l'ancienne capitale de la Numidie, placée à l'altitude de 640 mètres, sur un plateau dénudé, est frappée d'aplomb par un soleil ardent, et en même temps soumise à la neige, au froid et à la pluie. La température moyenne y est de 17° à Alger; il n'y a guère que 10° d'écart entre l'hiver et l'été. La température moyenne de 20° est presque constante. Oran, placée en face de la côte d'Espagne, tient de Carthagène et de Malaga, mais est peut-être moins chaude; la moyenne est de 16°. Tlemcen, placée à l'altitude de 800 mètres sur un terrain de sources et d'oliviers, nous ramène, avec 14° de moyenne, au climat du midi de la France (*). » Sur les plateaux moyens de l'Atlas, dans la

---

(*) *Travaux de colonisation en Algérie*, par MM. Mille, inspec-

Kabylie, on retrouve le climat de nos régions alpestres avec des moyennes de 12° et des minimum correspondant à des froids assez rigoureux. Or, sur tous les points de la colonie, l'Eucalyptus s'est naturalisé et répandu avec profusion. Sur notre littoral méditerranéen, nous retrouvons des moyennes de température sensiblement identiques : à Montpellier, la moyenne annuelle, résultant de 25 années d'observations, est de 13°,44; à Marseille, d'après 50 années d'observations (1825 à 1875), elle est de 14°,5; à Perpignan, de 14°,1; à Nice, de 15°,68 (*). Il est vrai que sur certains points, et notamment à Montpellier, les minima absolus sont inférieurs à ceux des parties de la côte algérienne présentant à peu près la même moyenne. Or, ce sont les minima qui intéressent plus spécialement, puisqu'il suffit que, pendant une seule nuit, le thermomètre s'abaisse au-dessous du degré-limite de résistance du végétal, pour que celui-ci périsse. Il est à désirer que nous puissions avoir des observations très-précises sur ce dernier point, afin de circonscrire par des courbes isothermes de — 5° à — 12° les régions aux climats desquelles pourront s'adapter les diverses espèces d'Eucalyptus. Mais j'insiste sur cette considération : qu'il sera certainement possible d'abaisser encore les températures-limites que ces espèces peuvent supporter : j'ai vu des plants d'*Eucalyptus globulus* de 8 à 10 mètres de hauteur à Constantinople, au jardin public du Taxim et dans plusieurs jardins particuliers sur la côte d'Asie. Il n'est pas d'hiver, cependant, où le thermomètre n'y descende au-dessous de — 6°, surtout sur le plateau du Taxim exposé aux vents du nord-est. L'*Eucalyptus globulus*, originaire de la Tasmanie dont le climat tempéré est

---

teur général des ponts et chaussées, et Mille (Raoul), ingénieur ordinaire. *Annales des ponts et chaussées*, février 1877.

(*) *Sur l'origine paléontologique des arbres, arbustes et arbrisseaux indigènes du midi de la France, sensibles au froid dans les hivers rigoureux*, par M. Martins. Montpellier, 1877.

à l'abri des vents violents, est arrivé déjà chez nous à une force de résistance assez remarquable : car, s'il n'a pu supporter en Algérie, à Laghouat, le souffle brûlant du sirocco et, en certains points de l'Égypte, l'action desséchante du Khamsin, il brave, sans trop souffrir, le vent d'est et le mistral qui soufflent avec une grande violence sur notre littoral.

On a déjà, d'ailleurs, un certain nombre d'exemples de réussites obtenues dans des régions beaucoup moins tempérées. A Fontenay-le-Comte, en Vendée, il existe chez M. de Suyrat un Eucalyptus qui vient de passer son huitième hiver en pleine terre. Dans le département du Finistère, on cite à Quimper des Eucalyptus de cinq ans qui ont passé trois hivers également en pleine terre. Dans l'Indre-et-Loire, M. Barnsby, directeur du jardin botanique de Tours, a planté des ***Eucalyptus** globulus*, *rostrata*, *gigantea* et *Wellingtonia*, qui ont subi en 1876 un froid de — 8°. Il a constaté que le *rostrata* n'avait cessé de porter des rameaux et des feuilles qui ont conservé, par les froids les plus vifs, tous les caractères d'une végétation saine, et que cette espèce paraît la plus rustique de toutes.

Je vais, du reste, citer les noms des espèces les mieux connues et qui me paraissent les plus rustiques.

L'*Eucalyptus rostrata* (*Mahogany* ou *Red Gum Victoria*) vient, d'après M. Ramel, de préférence le long des cours d'eau et dans les lieux frais. Son bois est presque incorruptible; sa densité varie de 0,86 à 0,92; il est dur, d'une couleur rouge, déjà employé par l'ébénisterie dans toute l'Australie. Son incorruptibilité à l'air et à l'eau l'y fait aussi employer dans les travaux de ponts, de jetées à la mer, pour la construction des navires, etc. Il est surtout utilisé comme bois de traverses et de longrines pour les chemins de fer. M. Raveret-Watel affirme qu'il a, au point de vue de la thérapeutique, la même importance que l'*Eucalyptus globulus*, et l'avantage qu'il présente sur ce dernier de se plaire dans les terrains très-mouillés le rendra précieux pour certaines régions humides où le *globulus* ne saurait réussir. On a vu par l'exemple que je viens de citer que le *rostrata* supporte sans souffrir des froids assez rigoureux. Je crois que cette espèce conviendrait parfaitement aux plantations à faire dans la partie inférieure de la vallée du Rhône, dans la Camargue surtout.

L'*Eucalyptus gunii*, indiqué par plusieurs importateurs comme une espèce très-rustique, n'a donné nulle part de bons résultats. M. l'ingénieur Gobin, directeur de la voirie municipale de Lyon, m'écrit : « Les *Eucalyptus gunii* que j'ai fait venir à Lyon d'après vos indications n'ont pris, au parc de la Côte-d'Or où je les ai fait planter, aucun développement. Aussi n'ai-je pas jugé prudent de les laisser en pleine terre pendant l'hiver; je les ai fait rentrer dans les serres, et, depuis deux ans que je les ai, le développement ne dépasse pas 0m,50. Ces plantes paraissent souffrir, tandis que l'*Eucalyptus globulus* se développe très-rapidement. L'essai d'acclimatation que j'ai tenté n'a donc pas réussi. » J'ai obtenu, à Marseille, les mêmes résultats négatifs. Enfin M. Hardy, horticulteur à Hyères, qui s'occupe d'une façon toute spéciale de la propagation de l'Eucalyptus, m'a confirmé que toutes les plantations d'*E. gunii* qu'il a cherché à faire dans les conditions les plus variées, avaient toutes échoué.

L'*Eucalyptus coriacea* paraît, au contraire, très-rustique. On le trouve jusqu'à des altitudes de 5.000 pieds en Tasmanie et dans les montagnes de Victoria où les neiges persistent à 6.000 pieds. Il se rencontre aussi sur un grand nombre de points des comtés de Camden, d'Argyle, etc. M. Ramel a vu un *E. coriacea* supporter sans périr le froid d'un hiver parisien dans un terrain élevé, exposé au nord et près de la Seine. Je n'ai pas essayé cette espèce. Il serait à désirer qu'on en fît des essais d'acclimation dans le centre de la France.

L'*Eucalyptus punctata* (Hickory ou Leather Jacket) fournit un bois excellent, très-dur, doué d'une grande élasticité. M. William Wools, de Parramatta (Nouvelle-Galles du Sud) dit (*) avoir vu des poteaux faits avec ce bois, être restés en parfait état de conservation après une cinquantaine d'années de service, et affirmer qu'il n'y a pas en Australie un meilleur bois à employer pour les traverses de chemins de fer. C'est une espèce à essayer en France.

L'*Eucalyptus colossea* (*E. diversicolor*, Kary) atteint des proportions gigantesques en Australie. D'après M. Cordier, cette espèce paraît être une de celles qu'il convient le mieux de vulgariser, tant sous le rapport de sa rusticité que sous celui de la rapidité de croissance, égale à celle du *globulus*. M. Ramel, à qui l'on doit son importation en Algérie, l'y a propagé par milliers, et il y végète vigoureusement dans des sols de natures les plus variées. L'*E. colossea* a parfaitement réussi à Hyères, et M. Hardy en recommande spécialement la culture.

L'*Eucalyptus robusta* (Swamp Mahogany) atteint, comme le précédent, de grandes dimensions; mais tandis que l'*E. colossea* se plaît de préférence dans les terrains un peu secs et surtout dans les terrains sablonneux, l'*E. robusta* végète avec vigueur dans les terrains humides, dans les marais. Il pourra, sous ce rapport, être classé dans la catégorie de l'*E. rostrata* si les essais d'acclimatation qu'on fait en ce moment donnent des résultats satisfaisants. Cependant l'*E. robusta* paraît devoir être moins rustique que ce dernier.

L'*Eucalyptus calophylla*, originaire de l'Australie occidentale, est une espèce très-ornementale à feuille large, donnant beaucoup d'ombre. Il paraît vigoureux et assez rustique. On le recommande particulièrement comme arbre de plantation pour les routes.

(*) William Wools : *A contribution to the flora of Australia. The genus Eucalyptus*. Sydney, 1867.

Je pourrais étendre beaucoup cette énumération, car nous avons aujourd'hui plus de soixante espèces acclimatées et bien connues en France ; mais j'ai tenu à la restreindre aux seules paraissant offrir quelque rusticité. Aussi me bornerai-je à citer une dernière espèce qui paraît devoir l'emporter à ce point de vue, sur toutes les autres : c'est l'*Eucalyptus coccifera*. Il est encore très-peu connu en France, et je dois à l'obligeance de M. Mazel les indications suivantes qui donneront une idée de sa résistance au froid. Des plants d'*E. coccifera* ont été plantés à Montsauve, près Anduze (Gard), au pied des Cévennes, au printemps de 1875. Ils ont supporté pendant l'hiver de 1875-1876, à diverses reprises, des températures de — 10° et de — 12°, et ont été exposés à la neige pendant plusieurs jours sans en souffrir. L'hiver de 1876-1877 a été supporté sans difficulté, car il n'a pas offert, à Anduze, de température inférieure à — 7°. Des sujets d'*E. coccifera* plantés d'après mes indications dans la propriété de M. Alphaise, sur les bords de l'étang de Berre, dans une région exposée au froid et aux vents les plus violents, ont parfaitement réussi. Ils ont résisté pendant le dernier hiver au mistral et à un froid de — 8° et ont crû de 1^{m},50 en 10 mois.

J'appelle l'attention de tous ceux que peut intéresser le développement de la culture de l'Eucalyptus dans notre pays sur ces faits très-dignes d'intérêt. Il n'est pas douteux que des essais nombreux, entrepris dans des conditions très-variées de terrains, de culture, de climat, n'amènent à conclure que l'Eucalyptus et surtout l'*E. coccifera*, peuvent être facilement acclimatés en France dans toute la région de l'olivier et dans une grande partie de la région de la vigne. Si nous atteignons ce but, nous aurons rendu à notre pays un grand service.

CATALOGUE

DES

ESPÈCES D'EUCALYPTUS LES MIEUX CONNUES,

ET DÉJA IMPORTÉES EN FRANCE ET EN ALGÉRIE.

J'ai jugé utile de faire suivre ce travail d'un catalogue des principales espèces d'Eucalyptus, et notamment de celles qui ont déjà été l'objet de cultures en France et en Algérie. Dans notre colonie, ces essais ont été faits avec le plus grand soin par M. Ramel et par M. Cordier. Ce dernier a fait connaître dans le *Bulletin de la Société d'acclimatation*, les résultats de ses remarquables expériences.

En France, un grand nombre d'horticulteurs travaillent à rechercher et à vulgariser les espèces les mieux appropriées à notre climat. M. Mazel, dont le nom fait autorité en cette matière, a bien voulu me fournir les indications nécessaires à la rédaction de ce catalogue.

Nous avons adopté l'ordre alphabétique, plus facile pour les recherches, et qui ne préjuge rien quant à la classification des espèces. Il convient de dire, toutefois, que plusieurs classifications ont déjà été tentées. Jusqu'à présent on avait divisé le genre Eucalyptus en groupes basés sur le développement en longueur de l'opercule qui recouvre le bouton floral, en la comparant à celle de la cupule. Mais, ainsi que l'a fait remarquer M. Raveret-Wattel (*), outre que chez certaines espèces, l'opercule n'a pas toujours la même forme ni la même dimension (exemple : *E. Tereticornis*, *E. Saligna*), cet arrangement tout artificiel a le défaut de séparer des espèces souvent étroitement unies.

M. le docteur Von Mueller a adopté une classification plus philosophique en groupes et espèces basée sur des caractères infiniment plus rationnels et plus pratiques. Il définit les goupes par la nature de l'écorce, et les espèces par le nombre de valves du fruit. Ces considérations l'ont conduit à répartir dans les six groupes ci-après désignés, toutes les espèces connues du genre Eucalyptus.

1er *groupe :* Leiophloioe.—Écorce entièrement lisse après la chute de la couche superficielle. Ce groupe comprend les Floodeds Gums, les White Gums, les Yarrahs, ainsi qu'une partie des Red-Gums et des Blue-Gums.

2e *groupe :* Hemiphoioe.— Écorce persistante, fendillée, crevassée sur la partie inférieure du tronc, et lisse sur le haut du tronc et les branches, par suite de la chute de la couche superficielle. Telles sont les espèces : Blakbut, Box, etc.

3e *groupe :* Rhytiphoioe.—Écorce partout persistante, fendillée et crevassée, quoique solide intérieurement. A ce groupe appartiennent : les Blood Woods, une partie des Peppermints.

4e *groupe :* Pachyphloioe.— Écorce partout persistante et crevassée, mais fibreuse. Ce groupe comprend toutes les espèces rangées sous la dénomination de *Stringy Bark trees.*

5e *groupe :* Schizophloioe. — Écorce partout persistante, très-profondément sillonnée, mais non fibreuse. A ce groupe appartiennent les Iron Bark trees.

6e *groupe :* Lepidophloioe. — Écorce persistante (au moins sur le tronc, lamelleuse et friable). Font partie de ce groupe : les Melaleuca Gum trees, les Micatrees, etc.

(*) Note sur la végétation, les produits et les caractères spécifiques de quelques Eucalyptus d'après les travaux de M. William Wools. *Bulletin de la Société d'acclimaiation*. Janvier 1877.

Pour comparer les noms anglais avec les noms sous lesquels les espèces d'Eucalyptus ci-après énumérées sont connues en Europe, on pourra consulter la table reproduite par M. Jules Grisard, dans le ***Bulletin de la Société d'acclimation*** d'avril 1876 (*), d'après la ***Flora australiensis*** de Bentham, et celle donnée par M. Raveret-Wattel dans la livraison de janvier 1877 du même ***Bulletin*** (**), d'après M. Wools.

(*) Page 322.
(**) Page 20.

CATALOGUE

DES

ESPÈCES D'EUCALYPTUS LES MIEUX CONNUES,

ET DÉJA IMPORTÉES EN FRANCE ET EN ALGÉRIE

E. ACERVULA. — Arbre à croissance moyenne, peu rustique, feuillage très-ornemental. Est originaire de l'Autralie méridionale.

E. ALBENS. — Un des *White Gums* (*) de l'intérieur de l'Australie. Atteint 80 pieds de haut. Bois de peu de valeur.

E. AMYGDALINA. — Espèce à dimensions colossales. Bois très-serré. L'odeur de son feuillage l'a fait surnommer *Narrow leaved peppermint tree* (**). Vient dans les terrains pierreux. Est peu sensible au froid.

E. ACMENOÏDES. — Originaire de la côte orientale d'Australie, écorce fibreuse, feuilles petites ; bois de bonne qualité, veiné rouge et blanc.

E. BICOLOR. — Grande et belle espèce, à croissance rapide, fournit d'excellent bois de charpente.

E. BOTRYOÏDES. — Fournit des sujets grands et vigoureux ; peu sensible au froid.

(*) Gommiers blancs.
(**) Eucalyptus menthe poivrée à feuilles étroites.

E. Brachypoda. — D'après M. Wools, arbre de petite taille, à écorce rude, croissant surtout dans les plaines submersibles. Désigné par les colons sous le nom de *Divarf box* et par les indigènes sous celui de *Goborro.*

E. Calophylla. — Arbre à feuilles larges et épaisses ; à propager comme arbre d'ornement et pour les plantations des routes. Résiste bien à la sécheresse.

E. Cinerea. — Arbre à croissance lente ; tronc à écorce brune ayant quelque analogie avec celle du chêne-liége. Il n'atteint pas de très-grandes dimensions ; fournit un excellent bois, très-dur.

E. Citriodora. — Espèce à feuilles odorantes, dont le parfum rappelle celui du citron. Arbre peu élevé. Manque de rusticité, craint l'humidité.

E. Coccifera. — Espèce alpine ; paraît être, de toutes les espèces connues jusqu'à présent, la plus rustique au froid. Croît rapidement.

E. Colossea, ou *Karri Eucalypte des Australiens.* — Dimensions gigantesques, croissance rapide. Particulièrement recommandé par M. Cordier pour sa rusticité. M. Ramel en a fait déjà d'importantes plantations en Algérie. Le Colossea est peu difficile sur la nature du sol.

E. Coriacea. — Espèce très-rustique, peu sensible au froid. M. Ramel cite un sujet qui a traversé sans accident un hiver aux environs de Paris, dans un terrain exposé au nord. On le trouve du reste en Tasmanie à des altitudes de 1.500 mètres au-dessus du niveau de la mer.

E. Cornuta. — Espèce également rustique et à croissance rapide.

E. Corymbosa. — Taille moyenne. Vient dans les terrains secs. Bois rouge.

E. Corynocalix. — Arbre à feuillage remarquable ; il s'étale et se ramifie beaucoup et pousse en buisson dans le genre du lentisque. Résiste bien à la sécheresse.

E. Costata. — Espèce peu connue ; paraît être peu rustique, et à croissance assez rapide.

E. Dealbata. — Arbre à grandes dimensions; fournit un bois à grain fin et serré, propre au charronnage et à l'ébénisterie.

E. Diversicolor. — Originaire de l'ouest de l'Australie. Grande analogie avec l'E. Colossea.

E. Diversifolia. — Paraît être la même espèce que l'E. Globulus ; remarquable par le polymorphisme de ses feuilles.

E. Doratoxylon. — Espèce peu rustique, à croissance assez rapide. Bois de bonne qualité.

E. Dumosa. — Espèce croissant en taillis; se plaît dans les terrains pierreux et secs.

E. Eugenioïdes. — Offrant avec l'E. Peppermint une grande analogie. Mais son écorce est plus fibreuse que celle de cette espèce. Arbre à croissance moyenne. Bois estimé, employé par les charpentiers et les charrons.

E. Fabrorum. — Paraît être la même espèce que l'E. Gigantea. Comme celle-ci, elle est très-rustique en Australie.

E. Fissilis. — Espèce très-vigoureuse en Australie. Elle n'a pas fourni jusqu'à présent de bons résultats en Algérie, où sa croissance paraît devoir être extrêmement lente.

E. Gigantea. — Belle espèce. Pousse dans des terrains pauvres, dans les districts montagneux de la Tasmanie. Bois dur et serré, paraissant avoir un coefficient d'élasticité supérieur à celui de l'E. Globulus. Cette espèce, d'après M. Cordier, n'a pas parfaitement réussi jusqu'à présent en Algérie.

E. Globata. — Paraît être, non une espèce spéciale, mais une variété de l'E. Globulus.

E. Globulus. — Le plus répandu jusqu'à ce jour. Assez rustique. Atteint des dimensions gigantesques ; fournit un excellent bois de construction. Écorce riche en tannin.

E. Gomphocephala. — Espèce à croissance assez rapide, mais craignant le froid. Beau feuillage.

E. Goniocalyx. — En Australie *White-Gum tree* (*). Bois dur, très-employé dans les constructions, particulièrement utilisé pour la fabrication des tonneaux. Cette espèce est de grande dimension, inconnue en Tasmanie. Terrains humides.

E. Gunnii. — A croissance assez rapide en Australie. N'a pas fourni jusqu'à présent de très-bons résultats en Europe. Réputé, à tort suivant nous, une des espèces les plus rustiques.

E. Hoemastoma. — En Australie *Spotted-Gum* (**). Espèce présentant la plus grande analogie avec le Goniocalyx. Son bois est très-peu estimé, soit comme bois de construction, soit comme bois de chauffage.

E. Hemiphloia. — Désigné en Australie sous le nom de *Box;* pousse de préférence dans les prairies. Atteint 60 mètres de hauteur. D'après M. Wools, cette espèce se confondrait avec celle décrite par M. Mueller sous le nom d'E. Leucoxylon.

E. Heterophilla. — Voir *E. Globulus* et *E. Diversifolia.*

E. Incrassata. — Tout recouvert d'une pruinosité blanche très-remarquable, sensible au froid.

E. Inoploia. — Espèce peu rustique. Bois assez dur. Il n'a pas fourni jusqu'à ce jour de bons résultats en Algérie.

E. Leucoxylon. — Surnommé *Mountain-Ash* (***). Espèce à grandes dimensions; peu rustique. Bois dur à couleur grise, imputrescible dans l'eau. On l'emploie principalement en Australie pour la construction des navires.

E. Lindleyana. — Espèce à croissance assez rapide.

E. Longifolia. — Grand arbre. Très-bon bois, se pourrissant dif-

---

(*) Gommier blanc.
(**) Gommier tacheté.
(***) Frêne de montagne.

ficilement. A donné de bons résultats en Algérie. Paraît venir très-bien dans les terrains secs.

E. Maculata. — A croissance peu rapide. D'après M. Cordier, il croît moins vite dans les terrains humides que dans les terres sèches. Il s'élève sur un tronc droit; ses branches régulières et son feuillage luisant d'un vert sombre lui donnent un bel aspect. Il produit en novembre des fleurs nombreuses.

E. Marginata. — En Australie, cette espèce atteint des dimensions colossales. En Algérie et en France, elle a paru jusqu'à ce jour difficile à élever, et à croissance lente. Bois dur, rouge, qui a valu à l'espèce le nom de *Mahogany* (*) ; employé dans les constructions maritimes.

E. Macroryncha. — Fournit des sujets de très-grande dimension; d'après M. Mueller, il constituerait en grande partie les massifs forestiers des montagnes australiennes où les plus grands arbres atteignent 400 pieds; excellent bois de charpente.

E. Megacorpa. — Peu rustique, craignant le froid; à feuilles ornementales.

E. Melanoxylon. — A végétation active et vigoureuse; peu rustique; feuillage élégant et fin.

E. Melliodara. — Espèce de petites dimensions. Croissance peu rapide. Paraît préférer les terrains de formation miocène; craint l'humidité.

E. Microtheca. — Arbre de dimensions colossales; exige de bons terrains. Écorce noire. Bois très-dur et très-lourd.

E. Microcorys. — Espèce de croissance moyenne. On le désigne en Australie sous le nom de *Stringy-bark* (**). M. Cordier à obtenu d'assez bons résultats en Algérie avec cette essence.

E. Melanophloia. — Appartient au groupe des Iron-barks; feuilles opposées, sessiles, d'un blanc laiteux. Très-voisin de l'E. Crebra, synonyme de l'E. Argentea.

(*) Acajou.
(**) Écorce fibreuse.

E. Obliqua. — Est indiqué par M. Raveret-Wattel comme se confondant avec l'E. Gigantea. Ses caractères sont effectivement les mêmes. D'après M. Wools, ce serait une variété de l'E. Macroryncha.

E. Oleosa. — Espèce à petite taille, se plaisant dans les mauvais terrains, et résistant à la sécheresse et à la poussière. Ses feuilles contiennent une forte proportion d'une matière huileuse qui a servi en Australie à fabriquer du gaz d'éclairage pas distillation.

E. Odorata. — Ses feuilles présentent, comme texture et comme odeur, la plus grande analogie avec celles de l'E. Citriodora. Cette espèce ne craint pas la sécheresse et on la désigne comme devant réussir dans le Sahara (Trottier).

E. Occidentalis. — Cette espèce est très-rustique. Elle est originaire du sud-ouest de l'Australie. Elle résiste parfaitement au sirocco et aux vents très-secs. Sa croissance n'est pas extrêmement rapide.

E. Paniculata angustifolia. — Bois très-dur et très-dense; sa densité est de 1,016.

E. Piperite. — Arbre à croissance très-rapide, encore peu connu en Europe et en Algérie.

E. Pendula. — Arbre à feuillage gracieux, à croissance très-rapide. Bois de qualité médiocre; peu rustique.

E. Persicifolia. — C'est l'espèce qui est le moins attaquable par l'air salin; elle résiste aux vents violents; à ce double point de vue, elle paraît parfaitement apte aux plantations des plages et des lais de mer. Bois rouge, feuillage odorant rappelant l'odeur du vétiver.

E. Piperita. — Du groupe des Peppermints. Écorce fibreuse et persistante, sauf sur les hautes branches; à croissance rapide. Cette espèce produit une huile volatile d'odeur agréable.

E. Pilularis. — Une des plus grandes espèces; on en a trouvé à Bullé un arbre dont le tronc mesurait 45 pieds de circonférence à 5 pieds du sol, et 150 pieds de hauteur avant les premières branches. Bois excellent, ayant une densité de 0,897.

E. **Polyanthemos.** — D'après M. Raveret-Wattel, est un arbre de petite taille, mais atteignant parfois 40 à 50 pieds. Il vient dans le nord de l'Australie, dans le Quenn's land, la Nouvelle-Galles du Sud et Victoria. C'est le *Populnea* de Meller ou *Populifolia* de Kook. M. Cordier le recommande pour sa forme particulière et l'ombrage qu'il donne. Il en a récolté en Algérie des graines fertiles.

E. **Pulverulenta.** — Paraît être une variété de l'E. Cinerea. Se rencontre surtout dans les terrains pierreux et sablonneux.

E. **Punctata.** — Espèce possédant la plupart des caractères de l'E. Resinifera. Fournit un bois excellent, flexible et durable. M. Wools dit avoir vu des poteaux faits de ce bois, parfaitement conservés après une cinquantaine d'années de service, et en conseille fortement l'usage pour les traverses des chemins de fer.

E. **Regnans.** — Dernière espèce introduite. Ses propriétés sont encore inconnues.

E. **Resdoni.** — Espèce peu rustique; craint la sécheresse; développement assez rapide.

E. **Resinifera.** — Espèce à croissance aussi rapide que l'E. Globulus, et ayant sur celle-ci l'avantage de mieux résister au vent, à la sécheresse, et de s'accommoder de toute nature de terrains. D'après le Catalogue australien de l'Exposition universelle de 1867, sa charpente est durable et estimée. C'est une espèce à propager si, comme nous le supposons, sa résistance au froid est assez grande.

E. **Robusta.** — Espèce rustique qui paraît être la même que l'E. Obliqua et l'E. Fabrorum. En tous cas cet arbre est désigné, comme ceux-ci en Australie, sous le nom caractéristique de *Stringy-bark* (écorce fibreuse).

E. **Rostrata.** — Offrant de grandes analogies avec l'E. Globulus. On le connaît en Australie sous le nom de *Red gum tree* (*). Elle vient de préférence au bord des rivières, dans les terrains marécageux. Bois rouge, très-dense, donnant d'excellents maté-

---

(*) Gommier rouge.

riaux de construction. Les quais de chargement qui bordent le Yarra-Yarra, à Melbourne, sont établis avec le bois de l'E. Rostrata.

E. Saligna. — Espèce à croissance moyenne. Peu rustique. Croît dans les terrains bas, et de préférence dans le voisinage des eaux salées. Bois de qualité inférieure.

E. Siderophloia. — Bois rouge très-dur et pourvu d'une grande élasticité ; à croissance rapide. Écorce épaisse et rugueuse contenant une résine qu'on extrait en Australie par distillation, et qui fournit une huile essentielle très appréciée.

E. Sideroxilon. — Espèce présentant avec la précédente la plus grande analogie, et désignée sous le même nom en Australie : celui de *Red iron bark*. Mais le bois de l'E. Sideroxilon est noir au lieu d'être rouge.

E. Socialis. — Comme l'E. Dumosa, c'est une espèce très-rustique, poussant dans les terrains très-secs, et ne s'élevant jamais au-dessus de 4 ou 5 mètres.

E. Species n° 1. — (Vilmorin) d'une croissance plus rapide que l'E. Globulus.

E. Species n° 2. — Également à croissance très-rapide. Moins rustique que le précédent.

E. Stricta. — Espèce assez rustique ; croît dans les terrains secs.

E. Stuartiana. — Arbre gigantesque, préférant les terrains frais et humides, aussi le désigne-t-on en Tasmanie sous le nom de *Water Gum tree* (*). Bois dur ; écorce fournissant de bons matériaux pour la fabrication du carton et du papier.

E. Tereticornis. — Espèce offrant une très-belle végétation. Tronc très-droit, à écorce libre. M. Cordier, qui l'a observé en Algérie, fait ressortir les avantages qu'offre son bois par suite de son mode de croissance : l'arbre ne se déjette pas comme l'E. Globulus sous l'influence des grands vents.

(*) Gommier d'eau.

E. Tetraptera. — C'est une espèce très-ornementale, mais plutôt un arbuste de jardin qu'un arbre forestier. Il donne de grosses fleurs rouges en février et mars. L'arbre dépasse rarement 4 à 5 mètres.

E. Undulata. — A joli feuillage. Croissance assez rapide. Peu rustique.

E. Urnigera. — Très-rustique, résiste au froid.

E. Viminalis n° 1. — Désigné en Australie sous le nom de *Swamp Gum tree* (*). Ce nom indique suffisamment quelle est sa qualité dominante : il résiste aux vents salins. Il pousse de préférence dans les terrains marécageux. Cet arbre peut atteindre des dimensions aussi grandes que l'E. Globulus.

E. Viminalis n° 2, ou *Manna Gum tree* (**), sécrète au printemps une substance sucrée analogue à la manne. Cette espèce est à la fois la plus petite et la plus rustique que la précédente. Elle vient bien dans les terrains secs.

E. Victoria. — Espèce peu rustique.

E. Woollsi. — A bois dur, de couleur rouge. Il atteint de grandes proportions ; paraît manquer de rusticité.

L'énumération qui précède est loin d'être complète : d'après les indications des botanistes australiens, le genre Eucalyptus contiendrait environ 135 espèces, dont les deux tiers au moins ont été essayées en Algérie. Mais il ne paraît pas absolument prouvé que plusieurs noms différents ne soient pas des dénominations diverses d'une même espèce, et que d'autres ne doivent pas s'appliquer simplement à des variétés. Quoi qu'il en soit, nous avons cru devoir nous borner, dans ce catalogue, à l'énumération des espèces bien distinctes et déjà assez connues.

(*) Gommier de marais.
(**) Gommier à manne.

BIBLIOGRAPHIE.

INDICATION DE TOUS LES OUVRAGES OU MÉMOIRES

CONCERNANT L'EUCALYPTUS

PUBLIÉS JUSQU'A CE JOUR.

BIBLIOGRAPHIE.

§ 1. — Ouvrages et brochures divers.

La Billardière. — Novæ-Hollandiæ plantarum specimen. Paris, 1804, 2 vol.

De Candolle. — Prodromus systematis naturalis. Paris, 1824-1873, 17 vol. in-8°, t. III, p. 216-222.

Baron Ferd. Von Mueller. — Report on the vegetable products exhibited in the intercolonial exhibition of 1866-1867. Melbourne, 1867.

L'Eucalyptus globulus de Tasmanie. — (Revue maritime et coloniale, décembre 1861.)

Ferd. Mueller. — Victorian exhibition. Indigenous vegetable substances. Melbourne 1862.

Bentham et Mueller. Flora australiensis. Londres, 1863-1873, t. III, p. 185-261 (6 vol. de publiés).

E. André. — Eucalyptus globulus. (Extrait de la revue horticole, 1er février 1863), in-8°, figures.

Ferd. Mueller. — Australian vegetation indigenous or introduced. Traduction française par E. Lissignol. Melbourne, 1866.

Ferd. Mueller. — Fragmenta photographiæ Australia. Melbourne, 1858-1875 (9 vol. de publiés).

W. Wools. — A contribution to the flora of Australia. The genus Eucalyptus. Sydney, 1867.

Régulus Carlotti. — Sur l'action thérapeutique et la composition élémentaire de l'écorce et la feuille de l'Eucalyptus globulus. Ajaccio, 1869.

Régulus Carlotti. — Du mauvais air en Corse (Assainissement par l'Eucalyptus). Alger, 1869, in-4°.

Trottier. — Boisement dans le désert et colonisation (au moyen de l'Eucalyptus). Alger, 1869, in-8°.

Cloez. — Étude chimique de l'Eucalyptol. Paris, 1870.

Professeur Gastinel-Bey. — Mémoire sur l'Eucalyptus globulus d'Australie (l'Égypte agricole), 1870.

Docteur Gimbert. — L'Eucalyptus globulus; son importance en agriculture, en hygiène et en médecine. Paris, 1870; Adrien Delahaye, in-8°, 3 planches.

Comte DE MAILLARD DE MARAFY. — L'Eucalyptus; nouvel emploi industriel (l'Égypte agricole), 1870.

P. MARÈS. — Note sur l'Eucalyptus. Alger, 1870.

GUBLER. — Sur l'Eucalyptus globulus et son emploi thérapeutique. Paris, 1871. Typ. Hennuyer. (Extrait du Bull. de thérap. médicale et chirurgicale.)

TROTTIER. — De l'accroissement et de la valeur progressive de l'Eucalyptus. Alger, 1871.

L. DE SALVY. — Note sur l'Eucalyptus et sur la fabrication de la liqueur faite avec les feuilles de cet arbre. (Bull. semestriel du comice agricole, horticole et forestier de l'arrondissement de Toulon, 1871.)

Docteur ADOLPHE BRUNEL. — Observations chimiques sur l'Eucalyptus globulus (Tasmanian blue gum). Paris, 1872. Lib. de J. B. Baillière et fils, in-18.

RÉGULUS CARLOTTI. — L'Eucalyptus globulus. Son rang parmi les agents de la matière médicale. Ajaccio, 1872. Paris, chez Ch. Delagrave, in-8°.

AUG. PASQUIER. — De l'Eucalyptus. Château-Gontier, 1873. J. B. Bezier, imprimeur-libraire.

ERNST ALBERG. — Irrigation y Eucalyptus. Buenos-Ayres, 1874. Imprenta Rural, in-18.

CORDIER. — Étude forestière. Des Eucalyptus (Bull. de la Soc. d'agriculture d'Alger, n° 59, 1874), in-8°.

RÉGULUS CARLOTTI. — Assainissement des régions chaudes insalubres par l'Eucalyptus. Dépôt chez M. de Peretti, libraire à Ajaccio. 1875, in-8°.

E. COSSON. — Note sur l'acclimatation de l'Eucalyptus globulus (Bull. de la Soc. de géographie. Juin 1875).

Dr GIMBERT. — Étude sur l'influence des plantations d'Eucalyptus globulus dans les pays fiévreux et sur le traitement des accidents intermittents par ce végétal. Paris, G. Masson. 1875.

LEINGRE. — Notice sur l'Eucalyptus globulus (extrait de la Revue maritime et coloniale). Paris, 1875. Berger-Levrault et Cie, éditeurs, in-8°.

NARDY. — Les Eucalyptus sur le littoral de la Méditerranée (Journ. de la Soc. centrale d'hort. de France. 1875).

J. E. PLANCHON. — L'Eucalyptus globulus au point de vue botanique, économique et médical (Revue des Deux-Mondes. Janvier 1875), in-8°.

THE EUCALYPTUS GLOBULUS, etc., translated from the French of J. E. Planchon, with an introduction. 1875, Washington. Government printing office.

Dr E. L. Bertherand. — L'Eucalyptus au point de vue de l'hygiène en Algérie. Alger, 1876. Typ. Victor Aillaud et Cie, in-8°.

Gregorio Fedeli. — Sulle proprietà bonificauti et terapeutiche dell' Eucalyptus globulus. Forli, 1876, in-8°.

R. Henry. — Note sur une formule pratique pour le cubage des Eucalyptus (Bull. de la Société des sciences physiq., naturelles et chimatolog. d'Alger. 1876).

Trottier. — Rôle de l'Eucalyptus en Algérie au point de vue des besoins locaux, de l'exportation et du développement de la population. Alger, 1876. Imp. de l'association ouvrière V. Aillaud et Cie, in-8°.

Chemical products of the Eucalyptus. — (The Journal of applied science. Octobre 1876.)

The hygienic influences of the Pine and Eucalyptus. — (The pharmaceutical Journal. Décembre 1876.)

Baron F. Von Mueller. — Additions to the lists of the principal timber trees and others select plans readily eligible for Victorian industrial culture et second supplément. Sans date.

Raveret-Wattel. — L'Eucalyptus; son introduction, sa culture, ses propriétés, usages, etc. 2e édition. Paris, sans date. Goin, éditeur.

Trottier. — Arbres de l'Australie. Sans date.

Trottier. — Notes sur l'Eucalyptus et, subsidiairement, sur la nécessité du reboisement de l'Algérie. 2e édition. Alger, sans date. Typ. et lith. de F. Paysant, in-8°.

A. Certeux, membre de la Société d'agriculture d'Alger. Guide du planteur d'Eucalyptus. Jourdan, éditeur, Alger.

---

§ 2. — Mémoires insérés dans le Bulletin de la Société d'acclimatation.

Ramel. — Sur les Eucalyptus oleosa et globulus. 1861, p. 413.

Philippe. — Sur l'Eucalyptus globulus. 1862, p. 228.

Ramel. — L'Eucalyptus globulus (Tasmanian blue gum tree). 1862, p. 787.

Philippe. — Sur l'Eucalyptus globulus et l'hovenia dulcis. 1864, p. 196.

Hardy. — Lettre sur l'Eucalyptus. 1864, p. 223.

Ramel. — Des Eucalyptus envisagés au point de vue de la production du miel et de la cire. 1864, p. 776.

Dr Turrel. — Notes sur l'acclimatation de quelques végétaux. 1866, p. 554.

Régulus Carlotti.—De la culture de l'Eucalyptus en Corse. 1866, p. 609.

Monchalait. — De l'Eucalyptus (extrait de la Revue des eaux et forêts). 1867, p. 234.

Dr A. Sicard. — Sur l'introduction de l'Eucalyptus globulus dans le département des Bouches-du-Rhône et les produits chimiques et industriels qu'on peut obtenir de ses feuilles. 1868, p. 48.

Cloez. — Examen chimique des feuilles d'Eucalyptus globulus. 1868, p. 654.

Culture de l'Eucalyptus en Algérie (extrait de l'Akhbar). 1870, p. 621.

Raveret-Watel. — L'Eucalyptus. Rapport sur son introduction, sa culture, ses propriétés, usages, etc. 1871, p. 472, 555 et 623; 1872, p. 22 et 103.

E. Lambert. — Eucalyptus. Culture, exploitation et production; son rôle en Algérie. 1872, p. 728. — Nouvelle édition. Paris, 1874, au siége de la société.

Des plantations d'Eucalyptus dans les colonies françaises. — Extraits de divers documents communiqués à la société par le ministère de la marine et des colonies. 1873, p. 704.

Dr L. Marès.— Note sur l'acclimatation de quelques espèces d'Eucalyptus en Algérie. 1873, p. 560.

A. Cordier. — Renseignements sur la rapidité de la croissance des Eucalyptus. 1873, p. 811.

E. Mérice. — Progrès et développement de la culture de l'Eucalyptus, d'après les travaux de M. Ramel. 1874, p. 713.

Frère Gildas. — L'Eucalyptus dans la campagne de Rome. 1875, p. 180.

Jules Grisard. — Noms vulgaires des diverses espèces d'Eucalyptus. 1876, p. 321.

A. Cordier. — L'Eucalyptus en Algérie. 1876, p. 459.

L'Eucalyptus a l'Exposition d'Alger. — 1876, p. 650.

A Geoffroy Saint-Hilaire. — Notes sur le Jardin d'acclimatation d'Hyères. 1876, p. 742.

Raveret-Wattel. — Note sur la végétation, les produits et les caractères spécifiques de quelques Eucalyptus, d'après les travaux de M. William Woolls. 1877, p. 17.

TABLE DES MATIÈRES.

Paris. — Imprimerie Arnous de Rivière, rue Racine, 26.

Paris. — Imprimerie Arnous de Rivière, rue Racine, 26.

www.ingramcontent.com/pod-product-compliance
Ingram Content Group UK Ltd.
Pitfield, Milton Keynes, MK11 3LW, UK
UKHW020410230726
13925UKWH00004B/1344

9 782014 46317C